JN106412

物語で学ぶ 緩和ケア

みんなでめざすチーム医療

大学病院の緩和ケアを考える会 教育部会・編著

へるす出版

◆ 執筆・編集 ◆

安部能成	千葉県立保健医療大学健康科学部リハビリテーション学科
伊藤優子	川崎市立多摩病院（指定管理者学校法人聖マリアンナ医科大学）看護部
宇野さつき	ファミリーホスピス株式会社 ファミリー・ホスピス神戸垂水ハウス
黒子幸一	府中ゆずクリニック
斎藤真理	横浜市立市民病院緩和ケア内科
髙宮有介	昭和大学医学部医学教育学講座
中村陽一	東邦大学医療センター大森病院緩和ケアセンター
濱田安岐子	NPO法人看護職キャリアサポート，株式会社はたらく幸せ研究所
林　章敏	聖路加国際病院緩和ケア科
平原佐斗司	梶原診療所

◆ 執筆・編集協力 ◆

井上年幸	聖マリアンナ医科大学病院画像センター
宇井睦人	静岡家庭医養成プログラム／順天堂大学緩和医療学研究室
柏谷優子	新都心ホームケアクリニック
木村祐輔	岩手医科大学医学部緩和医療学科
結束貴臣	横浜市立大学附属病院緩和医療科
戸原　玄	東京医科歯科大学医歯学総合研究科摂食嚥下リハビリテーション学分野
福地智巴	静岡県立静岡がんセンター疾病管理センター内よろず相談
細谷　治	日本赤十字社医療センター薬剤部，城西大学薬学部

（五十音順）

序　文

　2007年に施行されたがん対策基本法は，全国のがん治療の均てん化が大きな目的でしたが，「がんと診断された時からの緩和ケアの推進」という文言が盛り込まれました。これにより，緩和ケアは医師への教育や一般市民への啓発活動をとおして拡大してきました。しかし，全国82大学の医学教育は大学病院の緩和ケアを考える会（以下，当会）の調査によると，各大学でさまざまな教育がなされており，標準化はされていません。

　当会は1995年に発会後，大学病院での緩和ケア活動のサポートとともに，医学生の緩和ケア教育を提案し推進してきました。2004年には，医学生向けのテキスト『臨床緩和ケア』を刊行し，医学部教育の指標とすべく活動を続け，最新の知見も網羅し，2013年には第3版を発刊しています。

　今回，当会では緩和ケアの昨今の発展を鑑み，『臨床緩和ケア』の内容を刷新することを計画しました。特に，緩和ケアのキーワードであるチーム医療を中心に据え，学生をはじめ，多職種向けにテキストを作成しました。

　本書の編集にあたり，知識の羅列ではなく，緩和ケアで大切にしているナラティブ（物語）を重視することとしました。すなわち，一人のがん患者を中心として，診断期，治療期，再発期，在宅期，看取り期とし，患者の語りをもとに話を展開させています。そして，患者の物語に沿いながら，多職種がいかにかかわり，サポートしていくかを明確に示しました。カンファレンス場面の再現では，それぞれの職種の役割を学ぶことができます。さらに，それぞれの場面での重要事項や知識を学ぶことができるようにワンポイントメモを提示しています。

　本書により，学生はもちろん，多職種の方々が緩和ケアについて学び，そのことをとおして，患者・家族中心の全人的ケアを修得・実践するきっかけになれば幸いです。

大学病院の緩和ケアを考える会
教育部会一同
2021年初夏

職 種 の 解 説

医　師	医療及び保健指導によって公衆衛生の向上及び増進に寄与，国民の健康な生活を確保する。医業(疾病改善の治療行為)は，医師の医学的判断や技術により実施する。 病院勤務医：医療機関で職員として診療している医師 訪問診療医：在宅療養者に対して計画的な医療を提供する医師 往診医：通院できない患者の要請を受けて臨時的に都度，診療を行う医師

看護師	傷病者若しくはじよく婦に対する療養上の世話又は診療の補助を行う。 認定看護師：特定の看護分野において，熟練した看護技術と知識を有する者として，日本看護協会の認定を受けた看護師 専門看護師：複雑で解決困難な看護問題を持つ個人，家族及び集団に対して水準の高い看護ケアを効率よく提供するための，特定の専門看護分野の知識・技術を深め卓越した看護実践能力を有する，日本看護協会の審査に合格した看護師 訪問看護師：居宅を訪問して，主治医の指示や連携により，病気や障がいがあっても，医療機器を使用しながらでも，居宅で最期まで暮らせるように多職種と協働しながら療養生活を支援する看護師

薬剤師	調剤，医薬品の供給その他薬事衛生によって，公衆衛生の向上及び増進に寄与，国民の健康な生活を確保する。処方せんに基づく医療用医薬品の調剤及びOTC医薬品の供給を行い，それらの薬剤の使用状況を継続的かつ的確に把握し，薬学的知見に基づく指導を行うことで，適正な薬物治療を提供する。 認定薬剤師：学会等の認定により，特定の分野において，高度な知識と技術，臨床経験を持つ薬剤師 訪問薬剤師：在宅療養中の通院が困難な患者に対して，処方医の指示に基づき，作成した薬学的な管理計画に基づき訪問し，薬歴管理，服薬指導，服薬支援，薬剤の服薬状況・保管状況及び残薬の有無の確認などを行う薬剤師

歯科医師	歯科医療及び保健指導により公衆衛生の向上及び増進に寄与，国民の健康な生活を確保する。歯科医業は口腔または下顔面に症状を現す疾患の治療および機能回復訓練などの行為をする。 訪問歯科医師：在宅療養者に対して計画的な歯科医療を提供する歯科医師

歯科衛生士	歯科医師(歯科医業をなすことのできる医師を含む)の指導の下に，歯牙および口腔の疾患の予防処置，および咀嚼や嚥下機能回復訓練などの行為をする。

理学療法士	この法律で「理学療法」とは，身体に障害のある者に対し，主としてその基本的動作能力の回復を図るため，治療体操その他の運動を行なわせ，及び電気刺激，マッサージ，温熱その他の物理的手段を加えることをいう。 〔理学療法士及び作業療法士法（昭和四十年六月二十九日法律第百三十七号）より〕 日本国内の有資格者数 172,285 名（2019年3月末現在）

作業療法士	この法律で「作業療法」とは，身体又は精神に障害のある者に対し，主としてその応用的動作能力又は社会的適応能力の回復を図るため，手芸，工作その他の作業を行なわせることをいう。 〔理学療法士及び作業療法士法（昭和四十年六月二十九日法律第百三十七号）より〕 日本国内の有資格者数 84,947 名（2018年3月末現在）

【理学療法と作業療法の相違点】

両方とも医学的リハビリテーションを担うという観点では同類。相違点は，理学療法には物理的手段が含まれるので病院中心であり，ADLまでが守備範囲。作業療法は応用的・社会的であることから病院から地域に広がり，ADLのみならずIADLまでが守備範囲。作業療法は身体障害のみならず精神障害をも守備範囲に含むので，幅広さに特徴がある半面，曖昧でわかりにくいともいわれる。

言語聴覚士	この法律で「言語聴覚士」とは，厚生労働大臣の免許を受けて，言語聴覚士の名称を用いて，音声機能，言語機能又は聴覚に障害のある者についてその機能の維持向上を図るため，言語訓練その他の訓練，これに必要な検査及び助言，指導その他の援助を行うことを業とする者をいう。 〔言語聴覚士法（平成九年十二月十九日法律第百三十二号）より〕 日本国内の有資格者数 32,862 名（合格者累計 2019年）

心理士	臨床心理学にもとづく知識や技術を用いて心の問題に取り組む。心理関連の職種のうち，「臨床心理士」は公益財団法人日本臨床心理士資格認定協会の認定資格，「公認心理師」は国家資格により，保健医療，福祉，教育その他の分野において，心理学に関する専門的知識及び技術を提供する。心理に関する支援を要する者の心理状態の観察，その結果の分析，相談及び助言，指導その他の援助，関係者に対する相談及び助言，指導その他の援助，心の健康に関する知識の普及を図るための教育及び情報提供をする。

診療放射線技師	診療放射線技師は，医療現場で診療放射線技師法に基づく，放射線の専門職種。医師・歯科医師の指示の下，診療で診断に欠かせないCT・MR・RI検査や，がん医療では，予防・根治・緩和のあらゆるステージで放射線照射を担当する。緩和照射ではQOLの維持・向上のサポートを行う。放射線は被ばくを伴うため，適切な専門的技術が必要であり，そのような教育を受け人体に照射できるのは，医師，歯科医師を除いて診療放射線技師のみである。

医療 ソーシャルワーカー	医療機関などにおける福祉の専門職で，病気になった患者や家族を社会福祉の立場から，経済的・心理的悩みや課題に対して相談対応し，社会生活への復帰を支援する。医療的・社会的な制度の活用方法の提案，地域の社会資源の紹介，入院・退院の調整，自宅の環境整備なども含む。医療機関で働くソーシャルワーカーのほとんどが，基礎資格として国家資格の社会福祉士や精神保健福祉士を有しており，これらを有するソーシャルワーカーの支援が診療報酬として担保されている。
ケアマネジャー	ケアマネジャーの正式名称は『介護支援専門員』であるが，一般的には"ケアマネ"と呼ばれる。介護保険法におけるケアマネジャーは，「要介護者等からの相談に応じ，要介護者等がその心身の状況等に応じ適切なサービスを利用できるよう市区町村，サービス事業者等との連絡調整等を行う者であって，要介護者等が自立した日常生活を営むのに必要な援助に関する専門的知識・技術を有するものとして介護支援専門員証の交付を受けたもの（法第七条第五項関係）」とされる。具体的には，要介護認定業務，ケアプランの作成・管理，給付管理業務，要介護者本人とその家族からの相談業務などがある。
ホームヘルパー	介護保険法では訪問介護員とされ，介護サービスを必要としている方の自宅を訪問し，日常生活における手助けをする。食事・排泄などの身体介護や，掃除・洗濯・炊事などの生活援助を主として行う。
事務員	医療機関の事務員は，受付窓口業務（保険証や診察券の確認，診察料の徴収）とレセプト（診療報酬明細書）作成業務などを行う。特別な資格は必要ないが，ある程度専門的な知識が必要である。 病棟事務員：入院患者のカルテ整理，退院の際の手続き，その他，医師や看護師の依頼で事務的な業務を行う病棟クラーク 医師事務作業補助者：事務面で病院勤務医の補助を行う。診断書などの文書作成補助や電子カルテの代行入力を，医師の指示によってのみ行う

医療職をめざしている みなさんへのメッセージ

これから**医師**になるみなさんへ

　医学は言うまでもなく科学であり，医療は医学に基づく実践にほかならないのですが，私たち医療者が向き合う対象は病める苦しみを抱いている人たちです。こうした人たちに適切な医療を納得して受けてもらうためにも，医療者は「誠実に向き合う姿勢」すなわち"緩和ケアマインド"を胸に医療を実践する必要があります。一方，人々の苦しみは多様であり，対応するためには医師一人の力では限界があります。さまざまな専門性をもった多職種との協働によって，初めて細やかな医療を提供することが可能となります。医師がすべての場面で必ずしも先頭に立つ必要はありませんが，チーム全体の調和を保つ中心的役割を担います。チームの中心となる医師が，常に自身の知識や技術の洗練を目指しつつ，一方でチームの仲間に対して「誠実」であり続けることさえ忘れなければ，多様な苦しみに対応できるしなやかな強さをもったチームが誕生します。患者や家族に対して，そして仲間に対して「誠実に向き合う」ことを心に刻み込んだとき，あなたの胸にはすでに"緩和ケアマインド"が灯り始めています。

これから**看護師**になるみなさんへ

　さまざまな医療場面で，患者・家族に接する時間が一番多い職種が看護師です。看護師の仕事は多岐にわたり，所属する施設・部署のなかで経験する内容はごく一部です。実際に患者・家族がどのように受診に至り，診断を受け，治療に臨み，元の生活に戻り，再度疾病に立ち向かい，最期を迎えるのか，自分自身や身近な人がそのような体験に遭遇して知ることも多いです。本書より，患者の体験や人生，さまざまな看護場面を知り，看護師としての業務に生かしてほしいと思います。そして，登場する多くの職種の存在・専門性を知り，それぞれが専門性を発揮することで患者・家族が疾病に立ち向かえることを理解し，協働していくことを念頭におきましょう。多くの医療場面で患者・家族に対応する看護師だからこそ，緩和ケアの精神を常にもち，よりよい闘病生活・人生を過ごすための支援ができることを願います。

これから薬剤師になるみなさんへ

　生命を脅かす疾患の症状緩和には，オピオイドを中心とした薬物治療が欠かせません。しかし，患者の苦痛や症状は一見同じように見えても，その感じ方やつらさは，患者によって異なります。薬剤師が診るべきは，処方せんに書かれた薬の用法・用量だけではなく，その向こうにいる患者とその家族です。患者の言葉に耳を傾け，そのときの表情を目に焼きつけ，患者の本当の痛みを感じとれるように想像力と感性を磨きましょう。緩和ケアの領域は，多職種の連携なくして成り立ちません。チーム医療の質が，患者や家族のQOL（生活の質）を左右します。それぞれの職種が重なる部分や，逆にどの職種も重ならない部分に焦点を当てて，今，自分に何ができるかを考えましょう。「薬剤師だからそれはしない」「それは薬剤師じゃなきゃダメ」ではなく，患者の希望やその思いを，もう一度思い出し，今やるべきことを決めるのです。薬剤師は薬の専門家であると同時にひとりの医療者です。そして，ひとりの人として患者のよき理解者であってほしいと思います。ぜひ，そんな薬剤師を目指してください。

これからリハビリテーション専門職
（理学療法士・作業療法士・言語聴覚士）に就くみなさんへ

　いわゆる機能回復訓練による社会復帰だけが主目的と思われているリハビリテーション専門職は，人生の最終段階を迎えることが想定されるホスピス・緩和ケアには不向きな職種だと考えられてきました。けれども，人生の価値は機能回復のみにあるのではありません。リハビリテーション専門職のもつ知識と技術を活用すれば，低体力となっても有効な身体活動の方法や環境調整による日常生活の実現，他動運動やマッサージによる身体的安楽の提供，摂食困難となっても飲水の工夫による口渇の緩和が可能です。身体接触時に促進可能な信頼感の醸成と不安・恐怖などの心理的緊張感の緩和，定時化による訪問自体が社会関係の維持により「見捨てられ」という社会的苦痛の緩和を促進し，コミュニケーションの維持をふまえた傾聴により初期のスピリチュアルケアが可能なことなど，リハビリテーション専門職は緩和ケアにおける重要概念であるトータルペインに基づく介入を実現できる専門職種なのです。このようにリハビリテーション専門職がトータルペインの実現に適しているという理解は，今日のわが国の臨床現場では進行中であり，緩和ケアチームや緩和ケア場面での，さらなる活躍が期待されています。

これから**歯科医師**になるみなさんへ

　今後，歯科医師のあり方，介入する場面が変わってくるということはなんとなく耳にするものの，緩和ケアの場面を，臨場感をもって卒前に学ぶ機会は多くはないでしょう。一般のクリニックに通院する患者との関係は，患者に主訴があり，それに対応するという一対一の関係，さらに言うと歯科治療が十分な介入です。しかし，緩和ケアのステージにある患者には，歯よりも優先すべきことがほかにあることを知らなければなりません。歯科医師の介入の目的が歯科治療のみでは十分でなく，介入をとおして安心や快適，さらには患者や家族の心の安定を考えることが大切です。これは逆の言い方もすることができ，必ずしも歯科治療を行わなくとも，意味のある介入ができればよいのです。多かれ少なかれ，病気をもった人，超高齢者に接する機会は今後あるでしょう。本書をとおして，このような患者たちにかかわる際の自分の在り方を見つけてもらえれば幸いです。

これから**ソーシャルワーカー**になるみなさんへ

　ソーシャルワーカーは他者のLife（生命・生活・人生）の課題に携わる仕事です。どのような状態・状況・環境にあろうとも，患者・家族が自身のよりよいLifeを想像し，創造していくことを支える自助支援を価値としています。ソーシャルワーカーがどんなに社会資源に精通していても，その資源を活用する当事者の力（ワーカビリティ）のアセスメントとエンパワメント（主体性をもって自分のLifeに積極的にかかわっていく力を取り戻し，生活や人生をコントロールできるようにすること・プロセス）がなければ，当事者にとって生きた資源にはなりません。常に患者・家族を「知る（識）」ことが第一歩であることを忘れずにいましょう。また，支援においては患者・家族の多様で個別性の高い価値観や美意識に揺さぶられ，ソーシャルワーカー自身のなかでLifeに対する問いが生まれることは少なくありません。どうか他者と向き合うことで内側に生まれる問いを大切にしてください。「支援する・される」を超えた豊かな体験ができるはずです。

目 次

③ 再発期 ・・・・・・・・・・・・・・・・・・・・・・・・・・・・・・・・・・ 46

④ 在宅期 ・・・・・・・・・・・・・・・・・・・・・・・・・・・・・・・・・・ 62

◆◆ Ⅲ章 ◆◆
これからの緩和ケア ─── ⟨109⟩

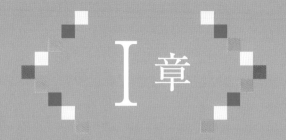

I 章

緩和ケアとは

読者の皆さんは医療に従事する職業を選んだわけですが，どのような医療者を目指しているでしょうか。例えば，苦痛を和らげる医師，癒しを届ける看護師，薬の不安を払拭する薬剤師，患者と共に歩む理学療法士…。その目標を思い出してみましょう。

　医学では臓器別の教育が主体となりますが，患者は，皆さんの前に一人の人間として登場します。その人は，身体的苦痛だけでなく，精神的・社会的・スピリチュアルな苦悩をもっており，さまざまな人生の物語を歩んできた人生の先輩です。その患者たちの物語に向き合うことで，皆さんは医療者として，また人としての経験値も深くなるでしょう。そして，患者には大切な家族もいます。**緩和ケアは，痛みやそのほかの身体的・心理社会的・スピリチュアルな問題に対応し，家族も支えるケアです。そのケアのためには，一つの職種だけでは対応できません。多職種チームでアプローチすることが重要なのです。**

　「緩和ケア」と聞くと，がんの終末期の患者が対象という印象があるかもしれません。しかし，緩和ケアの目指すところは，終末期だけではありません。緩和ケアのキーワードである家族も含めた全人的ケア，チーム医療は，がんの診断時・治療中から始まっているのです（図Ⅰ-1）。さらにがんのみではなく（例えば，心不全，COPD，神経筋疾患，認知症など），治癒を目指した治療が有効でなくなったすべての患者が対象です。WHO（世界保健機関）における緩和ケアの定義（1990年と2002年）を表Ⅰ-1に示します。

　緩和ケアとは，医療者になったときに身につけておくべき，基本的で大切な知識・技能・態度といえます。

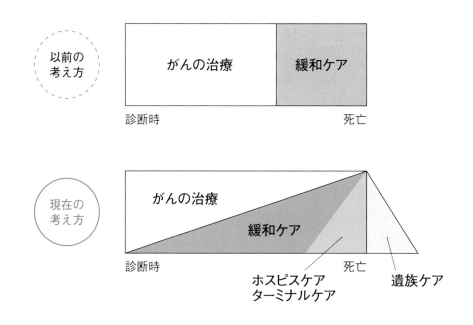

図Ⅰ-1　緩和ケアの考え方

〔大学病院の緩和ケアを考える会・編著：緩和ケアの定義. 臨床緩和ケア, 第3版, 青海社, 東京, 2013, p2. より引用〕

表 I-1　WHO における緩和ケアの定義（1990 年と 2002 年）

2002 年

　緩和ケアとは，生命を脅かす病に関連する問題に直面している患者とその家族のQOLを，痛みやその他の身体的・心理社会的・スピリチュアルな問題を早期に見出し的確に評価を行い対応することで，苦痛を予防し和らげることを通して向上させるアプローチである。

【英語原文】

　Palliative care is an approach that improves the quality of life of patients and their families facing the problem associated with life-threatening illness, through the prevention and relief of suffering by means of early identification and impeccable assessment and treatment of pain and other problems, physical, psychosocial and spiritual.

〔WHOのHP（http://www.who.int/cancer/palliative/definition/en/）より抜粋〕

緩和ケアは…
- 痛みやその他のつらい症状を和らげる
- 生命を肯定し，死にゆくことを自然な過程と捉える
- 死を早めようとしたり遅らせようとしたりするものではない
- 心理的およびスピリチュアルなケアを含む
- 患者が最期までできる限り能動的に生きられるように支援する体制を提供する
- 患者の病の間も死別後も，家族が対処していけるように支援する体制を提供する
- 患者と家族のニーズに応えるためにチームアプローチを活用し，必要に応じて死別後のカウンセリングも行う
- QOLを高める。さらに，病の経過にも良い影響を及ぼす可能性がある
- 病の早い時期から化学療法や放射線療法などの生存期間の延長を意図して行われる治療と組み合わせて適応でき，つらい合併症をよりよく理解し対処するための精査も含む

〔日本語訳：緩和ケア関連団体会議. 2018年6月. 作成〕

1990 年

　緩和ケアとは，治癒を目指した治療が有効でなくなった患者に対する積極的な全人的ケアである。痛みやその他の症状のコントロール，精神的，社会的，そして霊的問題の解決が最も重要な課題となる。緩和ケアの目標は，患者とその家族にとってできる限り可能な最高の QOLを実現することである。末期だけでなく，もっと早い病期の患者に対しても治療と同時に適用すべき点がある。

MEMO

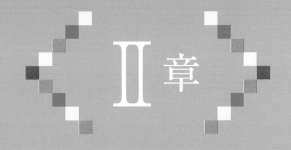

Ⅱ章

がんと
··· 診断されて
から

Prologue

ある教師（令和さん）の語り

　私は私立高校の教師。国語を教えている。学生時代には哲学にのめり込み，哲学者になりたいと夢見たこともあったが，身の丈を知り，教員となった。学生時代に知り合った女子学生と就職後も付き合い，結婚した。妻は公立中学校の教員。同じ職業なのでアドバイスを受けることもあるが，価値観の違いで衝突することもある。妻は仕事を続けてきたが，2人の子どもに恵まれ，現在，息子は高校1年生，娘は中学2年生。息子もいろいろと将来の夢があるようだが，最近はあまり話をしていない。娘は，妻には「学校の先生もいいな」と言っているようだが，私とは挨拶程度しかかわさず，少し寂しい。

　一家の主として，一軒家をがんばって建てた。毎月のローンの返済は負担だが，保険会社の担当者からは，私が亡くなった際はローン返済の必要がなくなると聞いているので，何とかなると楽観している。たまの息抜きは，落語観覧だ。寄席に行けば，学校での課題や雑事から解放される。世界遺産を巡る旅もワクワクする。妻と共に訪れた京都や奈良の文化財をはじめ，日光の社寺，厳島神社，原爆ドームなどなど。海外の世界遺産も見てみたいが，お金と時間がなあ…。

　50歳の男性はかなりおじさんだと思っていたが，自分もそろそろそんな年になる。健康面ではコレステロールの値が高いといわれてい

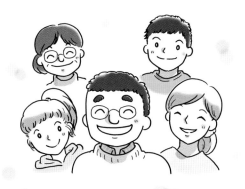

るが，大きな病気はしていない。たばこも10年前にきっぱりとやめた。COPD って聞いたことがあるけれど，たばこを吸っているとそんな病気になったり，がんになりやすいらしい。子どもたちも自立していないし，まだまだ死ねないからなあ。がん保険には一応入っている。

　親父は75歳で急死した。心筋梗塞だった。人の死って，あっけないと思った。おふくろは69歳になるけれど，元気で一緒に暮らしている。孫の面倒も結構みてもらっている。おふくろも孫と一緒にいるのはうれしそうだ。私には妹がいて，近くに住んでいる。結婚しているがご主人は単身赴任中で，子どももいないので，時々おふくろと私の子どもに会いにくる。

　今の生活は，幸せっていえば幸せだ。大きな災害でいのちを落としたり，事故で大けがする人もいるが，自分には仕事もあって，結婚して子どももいて，家もある。ただ，時々，何のために生きているのかと，ふっと考えるときがある。哲学好きだった学生時代からの習癖なのかもしれない。まあ，あまり先のことは考えずに，「今日，元気だったらいいさ」と思うようにしている。そんなどこにでもいる，普通のアラフィフのおじさんである。

1 診 断 期

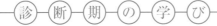

● 初診時からの緩和ケア

● バッドニュースの伝え方

● 意思決定支援時の患者の心理

事 例 の 説 明

患者：令和太郎さん，48歳，男性，直腸がん

- 私立高校国語教師
- 脂質異常症（内服治療，食事療法中），20代から肥満傾向あり
- 喫煙歴はあるが10年以上前に禁煙，飲酒は毎日晩酌程度
- 一戸建てローン返済中
- 生命保険加入（がん保険，通院特約付き）
- 趣味は落語観覧，世界遺産めぐり

家族の状況

妻	47歳，公立中学校教師
長男	16歳（高校1年生），同居
長女	14歳（中学2年生），同居
両親	父は心筋梗塞で他界（75歳）
	母は69歳，同居，年金暮らし
妹	40歳，近隣在住，既婚（夫は単身赴任中，子どもはいない）

便潜血反応検査で2回分とも陽性だった。初めてのこと。

初めての大腸内視鏡検査。急に病気になった気分。それも，がんの可能性あり。

内視鏡検査の結果説明を受ける。不安の波が襲ってくる。組織検体の病理検査で確定診断がつくとのこと。

「治すための治療」を行う大学病院を紹介される。

病理診断の結果が出た。グループ5，高分化型腺癌。やっぱりがんか。

大学病院の消化器外科を受診。さまざまな同意書にサイン。1日がかり。疲れだけを感じた。

家族に伝えるときがきた。「直腸がんって言われちゃったよ。手術が必要だって。何日か入院する」。

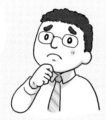

教授の外来で，病期，治療選択について話す。ステージⅡ。深達度は比較的浅いが，早期がんではない。

Ⅱ
❶
診断期

➕ トータルペイン

◇ 身 体 的 苦 痛 ◇

- 初めての下部消化管（大腸）内視鏡検査
- 自覚症状なし
- 脂質異常症の治療

◇ 心 理 的 苦 痛 ◇

- 後悔（過食，運動不足，検診受けそびれ）
- 衝撃（自分ががんになった）
- 不安（誰にも相談できない）
- 混乱（インターネット情報）
- ストレス（外来でがん告知）
- 否認（進行直腸がん）

◇ 社 会 的 苦 痛 ◇

- 病気のため仕事を休む
- 家族や職場に説明する

◇ スピリチュアルペイン ◇

- 恐怖（もし治らなかったら）

患者体験の物語

1 検診結果で「要精密検査」を受け取る

　毎年，学校が夏季休暇中の8月に職員健康診断がある。受けないと健康管理担当者から呼び出しがくる。妻から，「今年は，がん検診も全部，面倒くさがらずに受けてよ」としつこく言われていた。面倒くさいわけではないのだ。昨年は忙しくて，検診前に自宅で便を取るのをすっかり忘れてしまったのだ。今回はきちんと指示された検体を持参し，健診センターに出かけた。

　なんと，便潜血反応検査は2日分とも陽性だった。初めてだ。その結果報告を外来定期通院日に，かかりつけ医に提出し，どうしたらよいかを相談した。

　「大腸の内視鏡検査を受けたほうがいいですね」

　「がんの可能性があるってことですか？」

　「大腸の粘膜のどこかに出血しやすい病変ができている可能性があります。大腸ポリープ，炎症，がんなどの可能性が考えられます。病変の位置・大きさ，表面の性質を直接みるため，それと一部組織を採取して病理診断を受けるためには，早めの大腸内視鏡検査が望ましいですよ」

　<u>「どんな検査なんですか？ 通院でできますか？ 休みを取る必要はないですか？ 痛い検査ですか？ 肛門から入れるのでしょうか？」</u>。うろたえている自分を自覚した。💙

2 下部消化管（大腸）内視鏡検査を初めて受ける

　急に病気になったみたいで，それもがんの可能性があるとなると，好きな酒もすすまず，検査予約の入った日までは，毎日欠かさなかった晩酌もやめることにした。『検査を受ける患者さん・ご家族へ』の用紙に目を通した。「検査を受けることに同意します」という項目にサインをしてきたものの，副作用の欄には「消化管穿孔」，つまり孔が開くことが書いてあった。検査の痛みを和らげる静脈注射については，もちろん「希望する」に丸をつけた。その注射の副作用も書いてあった。ここまで脅かされると，一人では心細くなってくる。

　検査前日。自分自身を一生懸命励まして，昼から食事制限が始まった。検査食と多めに水を摂取。21時には緩下剤（ピコスルファートナトリウム内用液）を服用。検査当日の朝からは指示されたとおり，2Lの水で溶かした下剤（ナトリウム・カリウム配合経口腸管洗浄剤）を2時間以内を目安に飲み始めた。なんだかしょっぱいような，においもたまらず，まずい。悪戦苦闘しているうちに，飲み終わる前から便意を催した。数回の排便のうちに，便はもう水状態。このまま，検査を受けに病院まで行けるのだろうか。途中で漏らしたら大変だ。さらに緊張する。お腹のゴロゴロはもうピークを過ぎている感じ。

💙 患者はがんの診断までの期間も不安にさいなまれる。この時点から緩和ケアにおける精神的ケアは必要である。

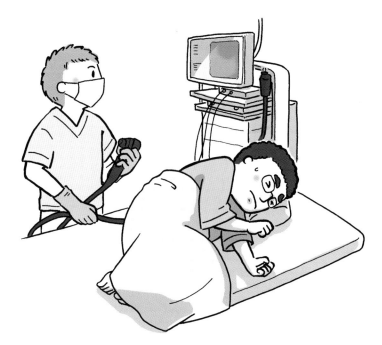

下部消化管(大腸)内視鏡検査

　内視鏡専門のクリニックなのか，受付の前には何人もゲッソリした感じの人たちが待っている。胃カメラ(上部消化管内視鏡検査)を終えた人だろう，もううがいをしたり，次の予約をしたりしている。うらやましい。順番に番号で呼ばれ，更衣室へ。渡された検査着には，お尻のところに大きな裂け目があった。前後ろと大きく書かれてある。逆に履いたりする人がいるのだろう。

　心細い気持ちで検査室に入ると，名前を確認され，鎮静薬の説明を受け，すでに同意書を提出していたので，「はい，お願いします」と言い，針を刺され，点滴が始まった。完全に眠ったわけではなく，なんとなく何をしているのか気配は感じていたし，時折痛いこともあった。全体ではおよそ15分くらいだっただろうか。最後に，何回か組織検査をしていたようである。やっぱり何かあったんだ。

❸ 下部消化管内視鏡検査直後に結果説明を受ける

　検査が終わり，少しもうろうとしているのが治まったころ，別室へ呼ばれて，さっきの医師からパソコンに映し出された写真をもとに説明を受けることになった。

　「検査前に出してもらった確認書に，『検査結果は，たとえ悪い病気の可能性があっても，できる限り詳しく聞きたい』というところにサインがありましたが，これからの説明も，本日のところで，できるだけ詳しく説明する，ということでよろしいでしょうか？」❷

---

❷ 診断結果を家族に伝えてほしいと考える患者も存在する。本人の意向を確認しておくことは重要である。

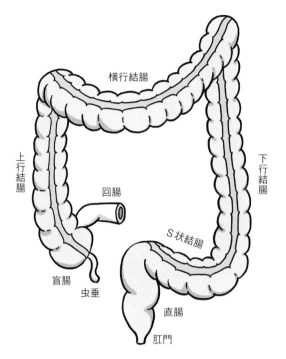

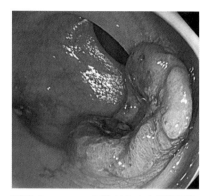

写真Ⅱ-1-1　直腸がんの内視鏡画像
肛門縁から3cmの直腸に，中心の潰瘍とほぼ全周性の周堤を伴う腫瘤病変を認める

図Ⅱ-1-1　大腸の解剖図

　「もちろんです。お願いします」と答えたものの，すぐに不安の波が襲ってきた。汗が出てくる。

　自分の大腸を見るなんて，気持ちが悪い。汚いものを予測していたが，明るくベージュ色でヒダヒダがあり，どこにも便の残りかすなどはない。こんなにきれいなものなのかと顔を近づけて見ていた。

　「盲腸，結腸は問題ありませんでした。さて，ここから直腸です」（図Ⅱ-1-1）と言って，医師のマウスをクリックする手が止まった。画面が急に今までと違って，ゴツゴツとした塊が見えた（写真Ⅱ-1-1）。大きさはどのくらいなのか，対照となるものがないからわからない。「なんだこれは？」と思っている顔をしていたのだろう。

　「これは，令和さんの直腸，肛門から7cmくらい入ったところに確認された，隆起した病変です。全体はたぶん4cmくらいの大きさでしょうか。検体をここから3カ所とりました。便潜血反応の原因はここだったと思います」

　「つまり，これは，がんということでしょうか？」

　「大きさと形，表面の性状からいうと，直腸粘膜からできた腫瘍であり，がんの可能性が考えられます。今日採取した組織検体の顕微鏡的な病理検査で確定診断がつきます」

　こうあっさり言われると，次に何を聞けばよいのかわからず，画面を凝視するばかりだった。隣に付き添ってくれていた看護師が，「先生に今，聞いておきたいことはありますか？」

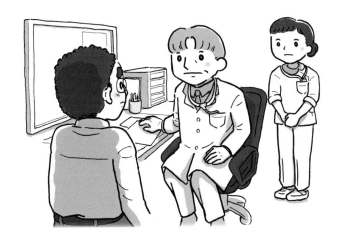

検査結果の説明

と促してくれたので，ふいに口が動いた。💙③

　「これは治るものですか？　すぐ手術ですよね？　どうしてこんなものができたんでしょう？　いつからあったんでしょうか？」。考える間もなく，質問があふれ出てきた。

4 今後のことについて話を聞く

　今日の主治医の名札を初めて見つめた。A医師。動転した私とは真逆で，落ち着いた表情で話してくれた。

　「そうですよね。自覚症状もなく，予想もせずに，自分のお腹の中にできていたという病変を見せられて，あわてますよね。💙④　しかし，この検査をしっかり受けていただいたから，この時点で病変が確認できたことになります。病理の検査結果が揃ったところで，だいたい1週間後になりますが，大腸の手術など治すための治療を行っている病院へご紹介したいと思います。どこの病院がいいかご希望がありますか？」

　『治すための治療』という言葉が頭の中をうごめく。どこでもよい。治してくれるのであれば。手術をするのか。いつ入院になるのか？　何日休むのか？　がんになったことを誰に伝えなければならないのだろうか？💙⑤

　「ここから近くで通いやすい大学病院の消化器外科に紹介する方向にしましょうか？　紹介状とデータがあれば，即刻初診患者も診てくれますからね。でも，初診日はすごーく待つのを覚悟してください」

　「家族の付き添いが必要ですかね？」。これから，何日休みをとることになるんだろう？

💙③ 医師と対面したときには質問がしにくい雰囲気もある。付き添った看護師の一言で本音が出る場合も多い。
💙④ バッドニュースを適切に伝えることは緩和ケアでは大切な局面である。医療者自身が落ち着いて，相手の気持ちに配慮しながら伝える。
💙⑤ 患者は治療も気になるが，それと同時に仕事のこと，家族のことを考え始める。その疑問に向き合うことも緩和ケアである。

表Ⅱ-1-1 大腸生検組織診断分類（Group分類）

Group	内　容
Group X	生検組織診断ができない不適材料
Group 1	正常組織および非腫瘍性病変
Group 2	腫瘍性か非腫瘍性か判断の困難な病変
Group 3	良性腫瘍
Group 4	腫瘍と判定された病変のうち，癌が疑われる病変
Group 5	癌

（大腸癌研究会・編：大腸癌取扱い規約．第9版，金原出版，東京，2018，p34．より引用）

5 1週間後，病理診断結果が出た

　病理診断結果の出る予定の日。クリニックの待合室。ここで待つ人のうち何人が深刻な結果を予測して座っているのであろうか。妻や子どもたちには，まだ何も話さないまま来てしまった。職場にもまだ話していない。さすがに入院に必要な休みをまとめてとるために，冬休みまで待つわけにはいかないだろう。

　「令和さーん」

　いよいよだけど，ああ，宣告を聞きたくない気分。

　診察室に入ってもA医師の顔がみられない。医師の声が自分に向けられている。

　「今日の体調はいかがですか？ 検査の後，出血したりお腹の調子が悪くなったりはなかったですか？ 早速ですが，病理の検査結果が届いていますから，説明をしましょう。前回の内視鏡検査で3カ所の小さい検体を調べていただきました。顕微鏡的診断は，グループファイブ，"こうぶんかがたせんがん"と出ています。病理検査で示されたグループ5は，1〜5があり，1が良性で5が悪性です（表Ⅱ-1-1）。3個取ったいずれの検体も同じ結果でしたので，間違いないと思います。ここまでで質問がありますか？」

　やっぱり，がんか。しかし，ここまでは想定していた。<u>「こーぶんか（高分化）」</u>がよくわからないが，がんに間違いないだろう。❻

　「早期ですか？ 末期ですか？」

　「末期ということはないですね。ビョウキ（病期），ステージに関しては，これから紹介先の病院でCTなどほかの検査を加えてから，総合的に診断されます。粘膜の深さ，どこまで進んでいるかと，ほかの臓器に転移していないかどうかを調べます」

　「はい」

　医師の顔をようやく見ることができた。特に深刻な顔をしているわけではなさそうだ。大

---

❻ 医療者にとっては常識の専門用語も患者は理解できない。また，質問もしにくいので，配慮して話すことが重要である。

丈夫，早期だと思うことにしよう！すぐに取ってもらおう。取ってさえもらえば，治るんだから。そんなふうに言い聞かせながら，「紹介状を今日いただいて帰ることができるのでしょうか？」と尋ねた。

医師は「もちろんです」と言い，すぐに大学病院の消化器外科あての紹介状一式を準備してくれた。

6 まず家族に伝えるべきだと考えた

LINEで，妻に連絡を入れた。

「今晩は何時になる？」

「そんなには遅くならないと思うわ」

「夕飯はいっしょ？」

「たぶん」

「わかった」

妻は，思いのほか早く帰ってきた。夕飯は，帰りがけにデパートの地下で買ってきたようだった。食べ始める前に話してしまおう。

「先週，大腸内視鏡検査を受けたじゃない。実は，直腸がんだっていわれちゃったよ。4 cmもあるんだ」と言って，しゃべり続けた。「手術かなんかが必要だって。何日か入院する」「大学病院に明日行ってくる。大学病院だとがんの場合でも手術までだいぶ待つらしい」「混んでいるのは外来だけじゃなくて，手術でも待っている人が多くて，なかなか順番が来ない可能性があるんだって」「でも，とにかく明日行ってくるから。一緒に来なくていいから。大丈夫」「今日まで，ちゃんと話せなかったよ。なんだか話すと余計心配が増す感じがして」

妻は落ち着いていた。

「だいたいね，行動に出てましたよ」「冷蔵庫のお酒が全く減っていなかったし，同じ曜日に続けて休みをとってるし，パソコンに向かってずっと調べものしてたでしょ，気づきますよ。何かあったなって」「正直にいうと，検索履歴を見ちゃったわけ。大腸がん，直腸がん，原因，好発年齢，全身麻酔，手術，人工肛門，治療費，生命保険，5年生存率，◎◎大学病院，△医師」

妻は続けて，「子どもたちには私からやんわりと伝えておこうか？」「お母さんにはまだ伝えなくていいよね。手術ってなったら言わないわけにはいかないだろうけど」「付き添いは？入院日，手術日は必須だよね。早めに教えてよ」「がん保険にキッチリ入っていてよかったわ」

てきぱきと今後のことについて気が回るなんて，度胸がある。自分はだめだ。

7 大学病院の消化器外科を受診した

大学病院に初めて来た。気が重い。

次の順で進んでいった。

①総合受付に並ぶ。ここからは，自分は受付番号で呼ばれる。「××番さーん」
②消化器外科外来受付に並ぶ。
③初診時問診票を膝の上で記入する。自分が前にかかった病気，けが。鼻炎とか骨折も書くのか？
④包括同意書にサイン。「個人情報」「学生実習への参加」「検査検体の研究的使用に関して」
⑤予診室：今日の担当看護師から質問攻めにあう。妻がだいぶ答えてくれて助かる。
⑥診察室：広い。「ちょくちょうしん（直腸診）」をカーテン１枚の向こうでやられた。
⑦待合室：椅子の数より患者が多い。いや，みんな家族連れなのか？
⑧造影CT検査同意書。説明書を読む。放射線を浴びるわけか。怖い感じがする。だが，まあいいだろう。
⑨麻酔科外来予約。全身麻酔になるとのこと。テレビで観た手術室の麻酔科医はかっこいい。
⑩放射線部：腹部だけでなく，胸部も撮影？　転移がないか確かめるってことか？
⑪生理検査：心電図検査，呼吸機能検査。この前，人間ドックで受けたけれど，また必要なんだ。体力を使う。
⑫血液検査：血液型検査，凝固検査。５本も採血。朝から食事もしていないのに，まあまあよく出てくれてよかった。

　あちこちで，流れ作業。病院内にはたくさんの案内掲示があって，手渡された紙に書かれた順に沿って歩く。何回もフルネーム，誕生日を言い，サインをする。

　初診担当医師は消化器外科の専門ではないとか。次回予約時に，消化器外科の教授に会えるらしい。治療法を検討するために，まだいくつかの検査が外来で必要で，その後，「われわれの方針を決める会議があるので，その結果をお話しして，了承いただければ当院での治療が始まることになります」とのこと。

　「手術はいつごろになるか，だいたいのところでいいので教えてくださいますか？」と尋ねてみたが，今の検査結果だけでは何も言えないとのこと。

　診察室から出たところで，看護師がいろいろとフォローしてくれた。「おつかれまでした」のひと言がありがたい。これからの検査の種類・日程，次の外来でどんな話し合いがありそうか，現在の体調への心配，仕事のこと，家族のこと，かかりつけ医での治療のことなど。

　1日かかったが，結局まだ何も進んでいない気がして，疲れだけを感じていた。採血するだろうと思って朝から何も食べていなかったが，お腹が減った感じがしない。明日の仕事のことが急に気になってきた。朝，上司・同僚になんらかの話をしたほうがよいのか。

ワンポイントメモ

インフォームドコンセント時の看護師の役割

　病状説明では，病名・病状，治療選択，再発とさらなる治療選択，積極的治療の中止，緩和ケア中心の医療の選択，予後の告知，療養の場の選択など，さまざまな状況で患者・家族は苦悩を抱えながら意思決定の場面に向き合わなければならない。その際には「医師にすべて任せる」のではなく，どのような医療を受けるべきか，医療者から得られる情報をもとに患者自身の意向や価値観，信念を反映させながら共に考えて意思決定していくことが望まれる。また，患者にとって家族は重要なサポート資源であり，実際の医療現場における意思決定支援のほとんどは家族内で行われる。家族の意向を含めた感情的なサポートも行う。

　病状説明では，看護師が悪い知らせを伝えることよりも，医師から悪い知らせを告げられた患者や家族の気持ちに寄り添い，情緒的サポートを行うことが多い。基本的なコミュニケーションスキルは，医療者が患者と感情的な親密さやつながりをもつために適応されるものであり，聞くための準備，現状の理解の確認，問題点の把握，効果的に傾聴するスキル，応答するスキル，共感するスキルなどが含まれる。これらのスキルを活用し，患者・家族の気持ちに寄り添い，感情を検索し，表出を促進させてよりよい意思決定支援につなげる。SHARE（がん医療において医師が患者に悪い知らせを伝える際に効果的なコミュニケーションを実践するための態度や行動）やSPIKES（がんの診断や再発などの悪い知らせを伝え，治療方針などの意思決定をする際のコミュニケーションスキル）は，医師の経験に基づいて作成されているが，NURSE（Naming Understanding Respecting Supporting Exploring）は，がん医療における難しいコミュニケーションへのアプローチとして紹介された感情探索の技法であり，患者の気持ちに寄り添い，感情を探索し，表出を促進させるコミュニケーションスキルとして活用したい。

8 外来で，病期，治療選択の説明を受ける

　「私だって，すごくショックを受けているんだから」。妻が付いてきた。

　「一緒に話を聞きたい」と言ってくれたのはありがたいが，これからもたびたびこんなことがあると，共働き世帯としては厳しい。

　診察室に2人そろって入る。大学病院のホームページに載っていた教授がいる。医学生が実習で見学していると説明される。机の上のモニター画面にはCTの画像が映し出されていた。説明を受ける。

　ステージII。肺・肝臓は大丈夫。直腸のがんは，ほかへ転移していることは明らかではない。直腸粘膜の「しんたつど（深達度）」は，「比較的浅い」らしい。でも，早期がんではない。全身麻酔で直腸を切断する必要がある。人工肛門をつくらなくても，切り口どうしをつなぐことができる。手術の後，抗がん薬を使う必要があるかもしれない。聞き逃さないようメモをとり，教授の横顔をじっと見つめながら聞いた。

　教授の描く絵は，CTや内視鏡の写真に比べると大変わかりやすい。口調は淡々としているが，一つひとつの事実を受け止めるのには，このほうがよい。ごついがきれいな手をしているなと感心したりした。

　不意に「質問はありますか？」といわれたが，「手術，よろしくお願いします」と即答してしまった。一刻も早く，この病気とおさらばしたい自分の心理がそうさせた。妻が，「えっ，

本当に何もないの？」という感じで，私のほうを凝視した。妻も，「お手数をおかけしますが，よろしくお願いいたします。教授に執刀していただけるのであれば，安心です」

「執刀医は，医局の術前カンファレンスで決めます」とやんわり，自分が執刀医になるわけではないことを告げられた。まだ顔もわからない執刀医に向けて，「くれぐれも，よろしくお願いします」と自分を安心させるかのように繰り返していた。

次の外来予約。麻酔科外来の受診もあるらしい。歯のケアについても説明を受ける。かかりつけの歯科があればかかっておいたほうがよいとのことだった（p38，ワンポイントメモ「周術期の口腔機能管理の必要性」参照）。

◆ さらに学んでほしいこと

1 悪い知らせを伝えるコミュニケーション[1) - 3)]

がん医療に携わる医療者にとって，進行がんや難治がんの診断，再発，抗がん治療中止などの悪い知らせを患者に伝えることは，難しい課題の一つといえる。悪い知らせの伝え方が患者のその後のストレスに影響するという報告もあり，「何を伝えるか」から「どう伝えるか」に焦点を変えるべきである。

以下に，代表的なコミュニケーション技術であるSPIKESとSHARE，NURSEを紹介する。

【SPIKES】

患者に悪い知らせを伝えるためには，①患者から情報を得て，②患者の要望に応じてわかりやすく情報を伝達し，③悪い知らせを聞いた患者を支援し，④患者の協力を得て治療計画の指針を立てることが重要な課題である。これらを達成するためにトロント大学の腫瘍内科医であるBuckmanらによって提唱されたコミュニケーション技術が「SPIKES」（表Ⅱ-1-2）であり，Setting（場の設定），Perception（病状認識），Invitation（患者からの招待），Knowledge（情報の共有），Emotions（感情への対応），Strategy and Summary（戦略と要約）の頭文字をとったものである。

【SHARE】

日本人のがん患者，がん治療医を対象とした面接調査・アンケートをもとにして，がんの告知，再発や転移の告知，積極的治療の中止など，「悪い知らせ」を伝える技術が考案された。調査結果から，わが国では悪い知らせを受けるときにがん患者は医師に対して，以下の4つを望んでいることがわかり，これらの頭文字をとって「SHARE」と名づけられた。

①Supportive environment（支持的な場の設定）

表Ⅱ-1-2　SPIKESモデル

① Setting up the interview（面接の設定をする）

② Assessing the patient's Perception（患者の病状認識を評価する）

③ Obtaining the patient's Invitation（意思決定に関する患者の希望を確認する）

④ Giving Knowledge and information to the patient（患者へ情報提供する）

⑤ Addressing the patient's Emotions with empathic responses（患者が抱く感情に共感的に対応する）

⑥ Strategy and summary（今後の方針とまとめを行う）

表Ⅱ-1-3　看護師のためのコミュニケーションスキル "NURSE"

N（Naming；命名）	患者の感情に何が起きているのかに注目するために，具体的な形容詞を用いて感情を命名する。患者の言うことをよく聴き，感情を理解したというメッセージを送る。
U（Understanding；理解）	患者の感情的な反応は理解できることを表明する。患者の困難な状況や感情を敏感に理解し，受け入れ，関係を構築する。
R（Respecting；承認）	感情だけではなく，姿勢・態度・人格・対処方法を含め称賛する。"NURSE" のなかで最も難しく，意識しないとできないスキル。
S（Supporting；支持）	私はあなたを援助したいということを，患者に明確に伝える。患者とのパートナーシップを表明する。
E（Exploring；探索）	患者が話すいくつかの感情に焦点を当てて質問したり，関心をもって尋ねていく。共感の関係を深める手段ともなる。

〔日本がん看護学会・監：患者の感情表出を促すNURSEを用いたコミュニケーションスキル（がん看護実践ガイド）．医学書院，東京，2015，p 4．より引用〕

②How to deliver the bad news（悪い知らせの伝え方）

③Additional information（付加的な情報）

④Reassurance and Emotional support（安心感と情緒的サポート）

【NURSE】

　コミュニケーションスキルは，患者のニーズを理解しケアに生かすため，また患者−看護師関係を発展させるために重要な看護技術である。そのスキルの一つに，がん看護領域全体に広まりつつあるコミュニケーションスキル "NURSE" がある。具体的には，まず "Ask-Tell-Ask（患者がすでに知っていることを引き出す）" で患者が自らの問題の最新の理解を説明できるように促し，看護師が説明を加える必要がある場合は簡単な言葉で伝え，理解度を確認する。次に行うのが "Tell me more" で，感情の表出を促し，批判や解釈を与えることなく傾聴し，肯定的に接する。そして，"NURSE" のなかでも特に重要なのは "Respond to emotion with NURSE（感情探索の技法）" である。表Ⅱ-1-3に示す5つの技法を用いる

ことで，患者が自分自身の感情と向き合うことを援助する。

② がん情報サービス

国立がん研究センターがん対策情報センターが提供しているウェブサイト（http://ganjoho.jp）である。患者や家族だけでなく，一般の人や医療専門家，がん診療連携拠点病院に対して，がんについて信頼できる最新の正しい情報がわかりやすく紹介されている。

一般向けサイトでは，例えば「もしも，がんと言われたら―まず，心がけておきたいこと」として「がんと診断されてから治療が始まるまでのチェックリスト」などがあり，そのほかに「がんの臨床試験を探す」「大規模災害に対する備え」など，状況に合わせて随時参考になる情報が掲載されている。

医療関係者向けサイトには，「診療支援」としてガイドライン各種の紹介や，「がん相談支援」としてがん患者相談員へのサポート情報や，全国のがん診療を行っている医療機関の検索（「病院を探す」）など，多くの情報が入手できる。

患者にとっては，信頼できるがん情報を参考にして，病院から得る医療情報を理解でき，自分の意思決定が可能となることが大切である。簡単にアクセスでき，誰にもわかりやすい確実な情報源を医療専門職も熟知している必要がある。このがん情報サービスは，その一つにあたる。

文 献

1）大学病院の緩和ケアを考える会・編著：インフォームド・コンセント. 臨床緩和ケア, 第3版, 青海社, 東京, 2013, pp60-72.
2）大学病院の緩和ケアを考える会・編著：ロールプレイで行う緩和ケア講義「バッドニュースの伝え方」. 臨床緩和ケア, 第3版, 青海社, 東京, 2013, pp126-135.
3）内富庸介, 藤森麻衣子・編：がん医療におけるコミュニケーション・スキル；悪い知らせをどう伝えるか. 医学書院, 東京, 2007.

2 治療期

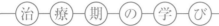

- がんの闘病が始まる患者・家族の全人的苦痛
- 治療法の理解とセルフケア
- 多職種協働と外来診療への継続性

事例の説明

患者：令和太郎さん，48歳，男性，直腸がん

現在の状況

- ADL自立
- 自覚症状なし

家族の状況

妻	47歳，公立中学で教師を継続中
長男	16歳（高校1年生），同居
長女	14歳（中学2年生），同居
両親	父は心筋梗塞で他界（75歳）
	母は69歳，同居，年金暮らし
妹	40歳，近隣在住，既婚（夫は単身赴任中，子どもはいない）

患 者 の 体 験 し て い る こ と と 思 い

本当にがんなの
だろうか。

初めての手術でこん
な大病なんて，無事
終わるだろうか。

手術で治るのか。

人工肛門になったら仕
事ができるのか。

担当クラスを長く離
れて，副担任にも
負担をかけるので申
し訳ない。

子どもが一人前に
なるまで生きられ
るだろうか。

家のローンは
大丈夫か。

妻も仕事をしている
のに，いろいろと迷
惑をかける。

父が亡くなったばかり
なのに，母に心配を
かけてしまうし，何て
説明しようか。

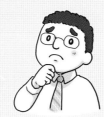

妻 の 体 験 し て い る こ と と 思 い

検診の精密検査
で本当にがんが
見つかるなんて，
どうしよう。

48歳でがんなん
て，間違いじゃな
いのかしら。

あんなに元気な
のに，手術が必
要なのかしら。

子どもたちに何
て言ったらいい
のかしら。

義母に心配をかけてし
まうし，言わないほうが
いいかしら。

夫を支えないとなら
ないから，しっかり
しないと。

まだ家のローンもあるし，
私も仕事があるのにどうな
るのだろうか。

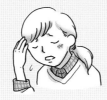

誰にどう相談した
らいいのか。

■ トータルペイン

【 入 院 時 】

身 体 的 苦 痛

- 手術操作による疼痛
- 麻酔の合併症出現の可能性
- 喫煙歴・離床遅延による呼吸器合併症の可能性
- 腹腔鏡下直腸切除による出血のリスク
- 人工肛門造設の可能性
- 補助化学療法の副作用出現の可能性

心 理 的 苦 痛

- がん診断・治療に対する不安
- 手術に対する不安
- 補助化学療法への不安
- 再発・転移への不安
- 人工肛門造設に対する不安

社 会 的 苦 痛

- 入院・通院による休職での経済的負担
- 家庭生活の変化
- 住宅ローン返済の負担
- がん診断・治療に対する家族の動揺

スピリチュアルペイン

- いつまで生きられるのか
- この年でがんになるなんてなぜなのか
- まだ死にたくない
- 家族に申し訳ない

【 退 院 時 】

身 体 的 苦 痛

- 手術操作による疼痛
- 補助化学療法の副作用出現の可能性

心 理 的 苦 痛

- がん診断・治療に対する不安
- 補助化学療法への不安
- 再発・転移への不安

社 会 的 苦 痛

- 通院による休職や化学療法における経済的負担
- 家庭生活の変化
- 住宅ローン返済の負担
- 転移による家族の動揺

スピリチュアルペイン

- いつまで生きられるのか
- 死んだらどうなるのだろう
- 早期発見だったのになぜ転移しているのか

患者体験の物語

1 初めての入院・手術への漠然とした不安

　付き添いはなく身の回りの荷物を持参して，手術前日の午前中に予定入院することになっている。

　「いよいよ入院か。緊張するな。今日は妻が仕事で夕方しか来られないから，しっかり話を聞いておかないとな」

　月曜日の9時，入退院窓口は入院・退院対応で混雑している。入院する人の多さに驚き，緊張が増した。

　入院手続きを終え，入退院窓口スタッフと共に外科病棟に向かう。入院病棟に到着すると，医師・看護師・看護助手・病棟事務員らの多くのスタッフがせわしなく働いている。病棟事務員が笑顔で挨拶をしてくれて，少しほっとした。

　4人部屋に到着。病室には，やや年配で点滴中の患者，自分と同年代に見える点滴・輸液ポンプを付けている患者，やや若くて手術後のためか前かがみで歩いている患者がいた。

　「今日からこちらにお世話になります，令和です。よろしくお願いします」と挨拶をすると，3人は目を合わせ，にこやかに会釈をしてくれた。

　病棟事務員に「担当の看護師と薬剤師があとで参りますので，お荷物を片付けてお待ちくださいね」と言われ，入院ベッドに案内された。

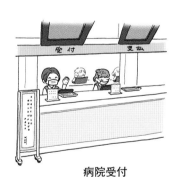

病院受付

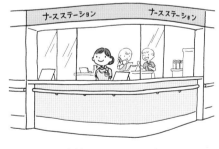

病棟ナースステーション

2 入院し，病室で

　入院準備品をロッカーや床頭台に片付け，入院案内資料・DVDに目を通す。字を追っているが落ち着かず，内容が入ってこない。

　担当看護師に声をかけられる。「令和さんですね。今日担当させていただく，**看護師のB**です。よろしくお願いします。これから，お話を聞かせていただいて，**病棟の案内，手術の準備の説明を行います。わからないことなどがありましたら，いつでもおっしゃってください**」♥️

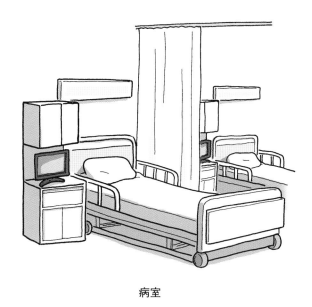

病室

「入院も手術も初めてなので，わからないことだらけです。よろしくお願いします」と返事をした。

担当薬剤師も病室に来た。「令和さん，こんにちは。入院中，令和さんを担当させていただく薬剤師のCです。よろしくお願いします。普段服用している薬のことや，これまでの副作用歴，アレルギー歴などについて，お聞かせいただけますか」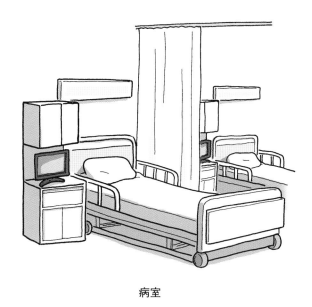

正直，これまで薬のことはよくわかっていなかった。最近は薬剤師も担当してくれるようになったんだ。検査前に飲んだ下剤もつらかったなあ。飲む前にもっと聞いておけばよかった。「こちらこそ，よろしくお願いします」

薬剤師からいろいろと聴かれたが，こちらから質問する余裕はなかったな。今度は聞くことをまとめておこう。

入院時，既往歴の聴取，常用薬の確保，病棟オリエンテーション，手術前オリエンテーション，麻酔科医師からの説明，手術室看護師による手術室オリエンテーションが次々と行われた。

担当看護師から「説明でわからないことはありますか」と聞かれ，「直腸がんで，人工肛門になる人がよくいますよね。私の場合は大丈夫なんでしょうか。教師なので，人工肛門によって仕事ができるのかどうかが心配で…。いろいろとお聞きしたので，書類に目を通してわからなかったら聞きます。夕方には妻も来ますし」と応えた。

説明とサインばかりだな。わかったような，わかっていないような。妻が来るまでに読み直して，整理することにした。

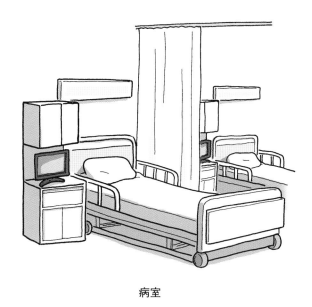 入院直後の患者の緊張をほぐし，コミュニケーションのきっかけをつくる。説明に対して，まとめと確認を行う。

3 妻が夕方に面会に来室

仕事を終えた妻が面会に来た。「遅くなってごめんなさい。緊張してる？ 食事は食べた。いろいろ話は聞けたの？」。矢継ぎ早に質問してくる。心配してくれているんだな。

「病棟の案内を聞いて，手術までの流れも教えてもらったよ。サインするものばかりで，住所と名前を何回も書いたよ。控えももらったから，念のために見ておいて。人工肛門のことが心配で聞いてみたよ。おそらく大丈夫だけど，万が一に備えてお腹に人工肛門用の印を付けるって。明日は手術で食事できないから，夕食は味わって食べないとな」。妻が心配しないように努めて平静を装って話した。

「子どもたちには今日は来なくていいって言ったのよ。大丈夫か心配していたから，あとでLINEでもしてあげて」と言われ，親が子に心配かけちゃいけないなと改めて思う。がんのこと，手術のこと，麻酔のこと，これからのこと…。妻と話すとだんだん決心が鈍って弱音を吐いてしまいそうな感覚がした。

「わかった。あとで電話してみるよ。明日も手術で来てもらわないとならないから，俺のことはいいから早めに帰って休んでよ」と帰宅を促す。

「本当に大丈夫なのね。明日は早めに来るから，しっかり寝て手術に備えてね」

エレベーター前まで妻を見送った。

病棟は21時に消灯。普段こんな時間には寝ないので，眠れそうにない。人の寝息がこんなに気になるものか…。ボーッと天井を見つめていると，懐中電灯を持った夜勤看護師が見回りに来た。**「令和さん，眠れないですか。21時に寝ることはあまりないですよね。睡眠剤もあるので，飲んだらいかがですか」** 💙

ありがたい提案。何も考えずに眠れそうだなと思い，睡眠剤をもらうことにした。飲んでしばらくしたら，少しずつ回りの音も聞こえなくなった。いつの間にか眠りに落ちていた。

4 手術当日

「起床のお時間です。お部屋の電気をつけますね」。看護師の声で目が覚めた。

もう6時。初めて飲んだ睡眠剤の効果に驚く。

「おはようございます。昨日は睡眠剤のおかげでよく眠れたみたいです。今の今まで寝ていました」と応える。

「それはよかったです。手術の前の日は，いろいろ心配になりますものね。いよいよですけど，大丈夫ですか？」

眠れなくなるのは自分だけじゃないと知り，安心する。もうあとはまな板の上の鯉，行くしかない。「もう行くだけですよ。大丈夫です」。笑顔で応えた。

「手術室には9時に行く予定です。昼の看護師がご案内しますので，8時30分にはこの手術着に着替えてくださいね。あと，昨日お渡しした血栓予防の靴下もお願いします。ちょっ

💙 入院前の生活習慣に寄り添いつつ，手術前の不安による不眠を解消し，心身の安楽を提供する。

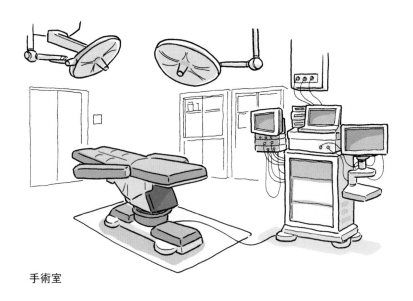

手術室

ときついので履きにくかったらお手伝いしますので呼んでください。メガネは，手術室まではかけていて大丈夫です」。手術衣を見ると，本当に今日手術なんだと実感がわいた。

　8時15分，妻と子どもたちが病室に来た。妻から「おはよう。昨日は眠れた？」と声をかけられる。子どもたちは，初めて入る病室に興味津々なのかきょろきょろしている。

　「おはよう。看護師さんが睡眠剤をくれて，朝までぐっすり寝たよ。あとはお任せするだけ。寝て目覚めたら手術は終わっているからさ」，妻から「そうね。無事終わるわよ。がんばってね」と言われ，がんばるのは先生だけどなと思いながらも，妻と子どもたちといると日常と何ら変わりない。がんを取ってしまえば，大丈夫。今までどおりだ。そう信じて手術に向かう決心をする。

　「もう少ししたら手術衣に着替えるんだ。手術室には，歩いていくらしいよ。ベッドで運ばれるイメージだったけどね」。昨日知った病院事情を家族に話し，時間を過ごす。そろそろ着替えるか。

　子どもたちは「へ～，そうなんだ。ドラマのイメージと違うね。手術衣と白い靴下って，何だかかわいいね」と興味深そうに見ている。

　そうこうしている間に日勤の看護師と交代したようだ。また違う看護師が来た。いったい何人いるのか，名前と顔を覚えるのが大変だ。

　「令和さん，おはようございます。今日の担当看護師のDです。さっそく着替えていただいてありがとうございます。お熱と血圧を測りますね。このあと，お手洗いを済ませていただいて，8時55分には病棟を出ますね。ご家族の方も手術室の入口まで行けますので，ご一緒にお願いします」

───────────────────────────────

　手術経験のない患者の不安を軽減するような配慮やオリエンテーションを行う。

ついにこのときが来た。腹を決めるか。「わかりました」と言い，歩いて手術室に向かう。手術衣と白い靴下の格好がふとガラスに反射して見えた。子どもたちが言ったように，何だかかわいくて滑稽だ。ちょっと笑いがこみ上げて，緊張がとけた。手術室の入口に到着。

日勤看護師から「ご家族はこちらまでになります。令和さん，一緒に中に入りましょう」と声をかけられ，「それじゃ行ってくるよ」と言いながら，元気に手を振る。「行ってらっしゃい。がんばってね」という妻の目が潤んでいるように見える。「お父さん，がんばって！」。子どもたちは手を振っている。

手術室に入ると，氏名確認，看護師たちの引き継ぎをする。見たことのない風景に辺りを見回す。こういう時間はいやだな。

手術室看護師に「令和さん，今日手術を担当する看護師のEです。よろしくお願いします。手術室の中にご案内しますね」と声をかけられる。手術室に入り，ついにテレビで観るような部屋に到着した。もう観念するしかない。狭い手術台にのる。

麻酔科医師から「令和さん，今日の麻酔を担当するFです。よろしくお願いします」と声をかけられる。看護師が次々に準備を整えていく。

「よろしくお願いします」というのがやっとであった。あっという間に麻酔の準備が進み，数字を数え始めた途端に眠りに落ちた。

5 手術後

「令和さん，わかりますか。手術が終わりましたよ」と遠くで声が聞こえて目が覚めた。消化器外科医師（主治医）から**「手術は無事終わりましたよ。人工肛門も造らないですみました。よかったですね」**と説明される。💜

ああよかった。それだけが心配だった。お礼を言いたいが，声がうまく出ない。うなずくのが精一杯だった。お腹の傷もズキズキしてきた。本当に手術が終わったんだと実感する。

手術室看護師から「手術，おつかれさまでした。これから病棟看護師が来ますので，お待ちくださいね」と言われ，朝，通った手術室の入口に移されると，すでに病棟看護師が来ていた。「令和さん，手術おつかれさまでした。病棟に戻って検温とかが終われば，ご家族にもお会いできますからね」

ともかく，早く家族を安心させたい。ベッドのまま移動されると病人気分が高まる。エレベーターを降りると，妻と子どもたちが近寄って来た。

「待たせたね。終わったよ」。ピースをする。「あなた，よくがんばったわね」。妻は泣いている。心配させたな。「お父さん，おつかれさま」と子どもたちから声をかけられる。家族の顔を見て言葉を交わすと力が抜けた。

「病室で検温と処置が終わったら，ゆっくり面会できますからね。医師から手術の経過の説明がありますので，少しお待ちくださいね」💜

💜 術前からの懸念に配慮し，安心を与える。

妻と子どもたちは面談室に案内され，主治医からの説明を聞きにいく。

検温，採血，管や傷の確認…，病棟の看護師が次々と対応していく。「ご気分はいかがですか。吐き気はないですか。傷は痛みますか。痛み止めが使えますから，我慢しないで使いましょう」と言われ，ちょうど痛くなってきたので助かった。❺

「痛み止め，お願いします」と言って，追加してもらった。ＰＣＡ（patient controlled analgesia；患者自己管理鎮痛法）という，痛いときに痛み止めを自分で追加できる機能があるらしい。痛み止めがすぐに使えるので安心だ。そこに家族が入ってきた。

「人工肛門，造らなかったって。寝たと思ったら，終わっていたよ。傷が痛んで，今痛み止めを入れてもらったところ」「先生から聞いたわ。順調に行けば，来週末には退院できるって」「お父さん，大丈夫？ 痛い？」

ほっとした。今日はゆっくり眠れそうだ。

「朝から大変だったろう。もう大丈夫だから，帰っていいよ」。痛み止めが効いてきたようで，痛みは少し楽になった。人工肛門も造らないですむし，やっと安心して眠れそうだ。

⑥ 退院前の病理結果と今後の治療の説明

術後経過は順調で，食事摂取・排泄状況は問題なし。創部の抜糸も終了し，看護師さんに助けてもらわなくても一通りのことはできるようになった。病理結果と今後の治療について家族と共に説明を受けることになった。がん化学療法看護認定看護師Ｇとがん薬物療法認定薬剤師で担当薬剤師Ｃも同席した。❻

手術から1週間が過ぎた。動いても痛くなくなってきた。無事，傷の抜糸も終わって，順調といわれて気分がよい。食事もとれて，便通も普通に戻ってきた。

主治医から，病理検査の結果と今後の治療の説明があるので妻を呼ぶようにいわれた。仕事をしている妻に何度も病院に足を運んでもらうのが申し訳ない。妻に連絡し，夕方来てもらうことになった。

なんて言われるのか想像がつかない。転移があったらどうしようか。今後の治療って，定期検診だけじゃないのか。すぐにでも仕事に行きたいのに。一人でいると悶々といろいろなことを考えてしまい，気が滅入る。まあ，話を聞いてから考えるかと自分を落ち着かせた。

「遅くなってごめんなさい。先生をお待たせしていないかしら。結果，どうかしらね」

「おつかれさま。何度も来てもらって悪いね。先生は，『家族が揃ったら看護師さんに声をかけて』って言っていたから，大丈夫だよ。約束の時間にはまだ早いし」

ナースコールで妻が来たことを伝えると，別室に案内された。面談室には，担当薬剤師Ｃと看護師Ｇがいたので，軽く会釈し，主治医が来るのを待った。

主治医から「令和さん，お待たせしました。手術後の経過は順調で，そろそろ退院が可能です。今日はご家族もお呼びして，病理の結果と今後の治療について説明をします。治療に

---

❺ 身体的苦痛を緩和する。
❻ 専門資格を有する医療者の同席により，説明・支援を強化する。

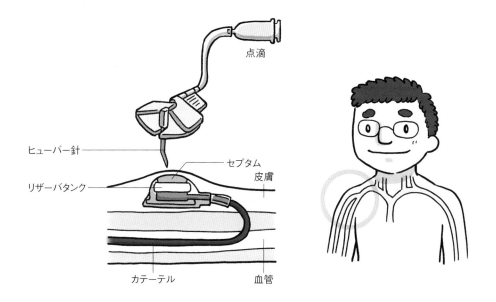

図Ⅱ-2-1 CVポート

ついては先日も同席しました抗がん剤治療専門の看護師と薬剤師からも説明してもらいます」と言われ，「がん化学療法看護認定看護師で，外来化学療法室で勤務している看護師のGです。よろしくお願いいたします」「先日お会いしました薬剤師のCです。普段は病棟でお薬の管理をしていて，がんの薬物療法の認定薬剤師をしています。今日は同席させていただきますね」と2人からの挨拶の後，主治医の説明が始まった。

「病理診断は，手術前にお伝えしたとおり直腸がんでした。直腸と一緒に切除したリンパ節に…，残念ながら2カ所転移が認められました。病期分類ではステージⅢということになります」「転移があったんですか…。早期発見だから安心していたのに」「安心していたのですね。**予想外のことだと思いますが，治療をしながらお仕事をされている方もいらっしゃいますよ**」💟 「そうですか。では，治療はどうなりますか？」「ステージⅢの標準治療は，再発予防の抗がん剤になります。"飲み薬""点滴""飲み薬と点滴の併用"の3パターンがあります。それぞれの効果はこのようになります」

病状説明用紙に治療内容，作用・副作用が記載されており，順に説明を聞く。

「すぐにでも仕事に復帰したいと思っていたんです。点滴となると，職場と相談してみないといけないですね。できれば飲み薬だけでがんばりたいです」「奥様はどのようにお考えですか」「できればきちんと治せる治療をしてほしいと思いますが…。本人がそう思うならそれも仕方ないかなと」「飲み薬ですと6カ月治療を行います。最初は2週間ごとで外来通院をしていただいて，定期的に採血やCTを撮って評価をしてく予定です。点滴ですと，点滴を入れるためのCVポート(**図Ⅱ-2-1**)というものを先に入れて(皮膚の下に埋め込んで)，

💟 仕事と治療を両立するための情報提供を行う。

外来で治療を行います。仕事との兼ね合いがご心配でしたら，まず飲み薬での治療を行っていきましょうか」

　看護師Gからは「転移と聞いて，驚かれましたよね。何か聞いておきたいことなどはありませんか。抗がん剤治療については，このあと薬剤師からも説明を行います。治療について悩んだり，困ったりしたら，また私たちや医師からも説明を行いますので，声をかけてくださいね」，薬剤師からは「私からもパンフレットを使って，薬の説明を行います。退院後も外来にいらしたときに薬剤師が対応する薬剤指導外来の予約をお取りします」といわれた。

　「お薬の説明を聞いて，最終的にお返事してもいいでしょうか。妻とも，もう一度相談します」「私も一緒にお薬の説明を聞いて，どうするか決めさせてください」

　主治医に「わかりました。お返事を待って，退院や外来の予定を決めましょう」と言われ，「ありがとうございました」と応えた。

　病状説明後，看護師Gに自分と妻の思いをゆっくり聞いてもらうことができた。そして，抗がん薬については薬剤師Cから説明があること，不安・疑問などがあれば看護師も薬剤師も相談にのってくれる旨説明を受けた。

　薬剤師から，パンフレットを用いて抗がん薬の作用・副作用，経済的負担について説明を受けた。退院後初回外来予約を確認し，同日に薬剤指導外来予約を入れた。

　それぞれの話を聞いたうえで，内服の化学療法を選択し，主治医に返答した。

　病棟看護師は，外来に継続看護の内容として，抗がん薬治療が開始となるため副作用症状の観察と職場復帰などの支障がないか確認と必要時の支援を依頼した。🟣**⑧**

　妻が仕事を休まなくてよいように，土曜日の退院を希望した。ようやく入院生活から卒業できる。長かったような短かったような…。いろいろなことを考えた2週間だったな。退院後の初めての主治医の外来予約は2週間後だ。同じ日に薬剤師による外来指導の予約も入れてある。薬剤師の外来なんてあるのか。新しい薬が始まるから，ありがたい。休みの間に職場に行って挨拶をしてこよう。身体がなまっているから，散歩とかして仕事復帰の準備をしよう。

　予定どおり週末に，妻の迎えがあり退院した。

🟣⑧ 切れ目のない医療，緩和ケアの提供について説明し，安心を与える。

カンファレンス場面

退院調整カンファレンスの場面

《参加職種》

医　師

① 患者の病状について情報共有する

② 入院中の治療予定を情報共有する

③ 退院の目処と退院後の治療予定に
　 ついて情報共有する

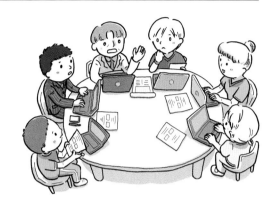

病棟看護師

① 入院時に退院調整アセスメントを行い，介入の必要性を判断する

② 患者・家族の入院前の生活状況に関する情報収集を行う

③ 患者・家族が希望する退院後の療養生活を把握する

病棟薬剤師

① 入院前の常用薬の服薬管理状況や副作用歴などを把握する

② 入院中～退院時の投薬予定を確認し，薬剤管理指導を行う

③ 退院後，院外処方に備え，薬剤の調整を行う

理学療法士（PT）

① 入院時のADLを把握する

② 術後～退院後のリハビリテーションの必要性について判断する

③ 入院前のADLから低下させないようにリハビリテーションを継続する

退院調整看護師

① 退院調整の必要性について判断する

② 治療経過中に入院時アセスメントと異なる状況が生じていないか適宜把握する

③ 退院調整の際に退院支援スクリーニングを行う

④ 退院後に使用する制度やサービスの調整を行う

医療ソーシャルワーカー（MSW）

① 行政，保険，福祉に関する情報提供を行う

② 多職種・多機関協働をコーディネートする

退院調整看護師　これから1週間以上の入院患者，新規入院患者の退院調整カンファレンスを行います。

病棟看護師　「令和さんは直腸がんで本日入院し，明日，手術予定の患者です。職業は高校教師で，妻も中学校教師で多忙な様子です。今日は夕方面会に来るとのことでした。悪性腫瘍で，介護保険未申請です。今回はADL低下の可能性も低く，退院調整の必要性は低いと思いますが，いかがでしょうか。

PT　術前評価を行いましたが，身体機能に問題はありません。手術後早期からがんリハビリテーションを実施予定です。ADL低下の可能性は低いと考えます。

MSW　高校は公立でしょうか，私立でしょうか。休暇や傷病手当金の申請などで希望があるようならご案内します。

病棟看護師　ご本人に聞いてみます。希望があったら，連絡しますのでよろしくお願いします。

主治医　消化器外科医師　今回，手術後に補助化学療法を行う予定です。夫婦で働いているなら，経済的にも大丈夫だと思いますが，化学療法にかかる費用も薬剤指導のときに説明してもらえますか。

病棟薬剤師　レジメンが決定したら教えてください。指導のときに副作用の徴候やその対処方法，薬剤の費用などの説明もします。

病棟看護師　化学療法を長期に行うときには，生命保険加入や通院保証も重要ですね。入院の経過で，化学療法継続時の仕事の調整や経済的負担も確認していきます。

　カンファレンスの結果，入院の時点では，早期退院調整の必要性はないと判断された。入院中の経過をみて，退院調整部門への依頼を行うこととなった。

リハビリテーションの種別

　障害者基本法における「障害者」は，「身体障害，知的障害または精神障害があるため，継続的に日常生活または社会生活に相当な制限を受ける者」と定義されている。なお，年齢が18歳以上，という条件もある。

　身体障害者福祉法の規程には，①視覚障害，②聴覚または平衡機能の障害，③音声機能，言語機能，または咀嚼機能の障害，④肢体不自由，⑤心臓，腎臓，または呼吸器の機能の障害，膀胱，もしくは直腸，小腸，ヒト免疫不全ウイルスによる免疫，もしくは肝臓の機能の障害について，等級別に明示されている〔2016（平成28年）が最新改正〕。

　病院におけるリハビリテーションの対象となる運動療法施設などにおける疾患区分では，心大血管疾患，脳血管疾患等，廃用症候群，運動器，呼吸器のほか，がん，難病，認知症などが規定されている。

　このように根拠となる関連法規により，障害の種別は多種多様である。

リハビリテーション専門職

　病院のリハビリテーション部門で働いているリハビリテーション専門職といわれる人たち（療法士あるいはセラピストと呼ばれることもある）には，厚生大臣免許による国家資格である理学療法士（略称PT），作業療法士（略称OT），言語聴覚士（略称ST）がいる。

退院調整アセスメント

　入院時に早期退院ができるように退院支援アセスメントを行い，問題の明確化と解決に向けた支援を開始する。アセスメント項目は，入院期間の延長の可能性があるの項目である（表）。

　令和さんは壮年期男性で，仕事や家庭内で大きな役割を担っている。入院時に退院調整の必要性の有無について，看護師が初期アセスメントを行う。精神的・社会的（経済的）問題が生じる可能性を考慮する。入院時の退院調整カンファレンスで初期アセスメント結果を情報提供し，治療目的・治療後の見通し（入院期間の目安），ADLの変化や仕事復帰の目途などの情報共有を行う。

表　退院調整アセスメント項目

項　目	ハイリスク群
介護力	同居人の有無にかかわらず，必要な介護を十分に提供できる状況がない
入院時診断	悪性腫瘍，神経難病，脳血管疾患，認知症，誤嚥性肺炎などの急性呼吸器感染症
入院形態	緊急入院
ADLの変化	入院前に比べてADLが低下し，退院後の生活様式の再編が必要である，排泄介助あり
継続する医療処置	あり（その内容）
入退院の繰り返し	前回退院より3日以内，1カ月以内，3カ月以内
介護保険	未申請
経済的困窮	無保険，その他
その他	患者の状況から判断して，上記項目に準ずると認められる場合

生命保険による経済的援助

　生命保険は，病気やけが，介護，死亡といったライフイベントに備えるためのものであり，多様な契約内容(商品)がある。診断時に支給請求できるものや，治療内容や方法によるもの，余命告知を受けたときに保険金の一部または全部を生前に請求できるものなどさまざまである。しかし，加入の有無や契約内容を把握していない人も少なくない。それらを確認するように促すことや，申請に必要な診断書を速やかに作成することは支援の一つになる。

手術前カンファレンスの場面

《参加職種》

医　師

①患者の病状について情報共有する

②手術予定と合併症のリスクを情報共有する

病棟看護師

①疾患・治療に関する患者・家族の認識・理解を確認する

②患者・家族が安心して手術に臨めるように説明・支援を行う

病棟薬剤師

①入院前の常用薬の服薬管理状況や，術前中止薬やその再開時期などを把握する

②入院中の投薬予定を確認し，服薬状況の確認や副作用のモニタリングを行う

理学療法士(PT)

①入院時のADLを把握する

②術後のリハビリテーションの注意点について判断する

③入院前のADLから低下させないようにリハビリテーションを継続する

　　入院前に外来で，がんの告知，手術の説明を受けているが，病状認識や治療の理解状況を確認し，医療者と目標を統一して治療に臨めるように支援していく。

主治医
消化器外科医師

明日，直腸がん手術予定の令和さんのカンファレンスを開始します。令和さんは検診で便潜血陽性を指摘され，前医で下部内視鏡を施行。直腸がんと診断され，手術目的で当院に紹介となりました。明日，低位前方切除術

主治医 / 消化器外科医師: の予定です。既往に脂質異常症があり、近医で内服処方されていますが、コントロールは良好です。喫煙歴もありますが、現在は禁煙しており呼吸機能も問題ありません。

PT: 本日からがんリハビリテーションを開始しています。身体機能に問題はありません。術後、早期離床に向けて介入していきます。

薬剤師: 近医から処方されている脂質異常症治療薬は間違いなく内服されていました。毎日夕食が遅く、飲酒されていたようです。術後、脂質異常症治療薬を再開すれば問題ないと思います。

病棟看護師: 令和さんは高校教師で、「万が一、人工肛門になったら仕事ができるか」と心配していました。人工肛門になる可能性があるようなら、ストーマサイトマーキングが必要だと思いますが、先生いかがでしょうか。

主治医 / 消化器外科医師: まずないとは思いますが、可能性を説明しているので心配したのでしょう。ストーマサイトマーキングは今日しておきましょう

病棟看護師: 担当看護師とマーキングの時間調整をしますので、このあと都合のよい時間を教えてください。

主治医 / 消化器外科医師: 術後は補助化学療法を行う予定です。退院前に病理結果と今後の化学療法について説明を行うので、看護師と薬剤師に同席と説明をお願いします。

病棟看護師: がん患者指導ですね。がん化学療法看護認定看護師に依頼しますので、説明日時が決まったら教えてください。

薬剤師: 導入時期に合わせて指導しますので、薬剤指導依頼をお願いします。

主治医 / 消化器外科医師: ほかに問題がなければ、これで今日のカンファレンスを終了します。明日はよろしくお願いします。

Ⅱ

❷ 治療期

【周術期管理】

　令和さんは喫煙歴があり，呼吸器合併症のリスクがある。手術後合併症の予防のために手術前から，がんリハビリテーションや呼吸ケア，口腔ケアを行う。また，術後合併症がないことを確認できしだい，早期離床を図り，回復促進につなげていく。

【術後補助化学療法】

　術後補助化学療法を行うことが推奨されるのは，再発の可能性が高いステージⅢの患者である。入院期間の短縮により，病理診断の結果説明は退院後初回外来時に行うことが多い。入院中の経過・問題・支援内容などを外来に引き継ぎ，フォローを依頼する。

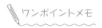 ワンポイントメモ

低位前方切除

　直腸がんに対する切除方法。開腹または腹腔鏡により，直腸がんの病変部を含め直腸の切除とリンパ節の郭清（転移の有無にかかわらずリンパ節を摘出すること）を行い，腹膜反転部より肛門に近い部位（立位で低い部位）で腸管（結腸と直腸）の吻合を行うので「低位」とされている。一般的には自動吻合器による器械吻合が行われる。術後合併症としては縫合不全が問題になる。吻合部が肛門に近いような場合は一時的な人工肛門を造設することがある。一時的な人工肛門の造設により縫合不全が生じた場合でも感染の重篤化を防ぐことが可能である。

周術期のがんリハビリテーション

　周術期とは，外科手術の前後を含めた時期のことをいう。歴史的にみると，がんリハビリテーションは術後の後遺症・後遺障害に対する機能回復訓練として着手されたので，周術期には術前が含まれることから従来の対象範囲を拡大したものといえる。日本では21世紀初頭から散見されるようになり，呼吸リハビリテーションを中心としたアプローチで，アウトカムとしては術後肺炎の減少をあげることが多く，予備能の小さい高齢者において効果があるといわれている。

周術期の口腔機能管理の必要性

　周術期の口腔機能管理は術前の歯科医師によるアセスメントから開始し，歯科治療の必要性がある場合には歯科医師，歯科治療の必要性がないか歯科治療が終了した場合は歯科衛生士による口腔ケアが行われる。その効果には術後肺炎のリスク軽減，気管挿管時のリスク軽減（歯牙の破折，脱落など），心臓血管手術や臓器移植手術における感染リスクの軽減，口腔咽頭食道手術における術後合併症（呼吸器合併症，創部感染）のリスク軽減があげられており，合併症の予防を目的として介入を行う。

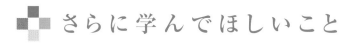
さらに学んでほしいこと

1 術後痛の緩和

術後痛には体性痛〔切開創の痛み，断端痛，深部痛（特に筋肉痛）〕，内臓痛や麻酔により増強される疼痛がある。術後痛は患者因子（性格，社会性，疼痛経験の有無，術前の不安・恐怖），麻酔管理（麻酔の使用の有無，麻酔の種類），手術部位・時間・侵襲の程度に影響される。術後痛により呼吸器系・循環器系・消化器系・内分泌系・精神面とさまざまな影響を与える。局所麻酔による神経ブロック，オピオイド，NSAIDs（非ステロイド性消炎鎮痛薬）などを用いる。持続硬膜外麻酔や鎮痛薬持続静脈投与，頓用や時間指定で鎮痛薬を投与して疼痛緩和を図る。PCA機能付ポンプを用いる場合もある。PCAは輸液ポンプに接続されたボタンを患者が必要なときに押すことにより，オピオイドや局所麻酔薬などを一定量投与することができる。患者が痛みを感じたときに，患者の判断で即座に少量の薬液をレスキューとして追加投与することを可能とする。

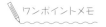 ワンポイントメモ

レスキュー

疼痛時に臨時追加する追加投与量（rescue dose）のことで，臨床現場では「レスキュー」と略されることも多い。短時間で悪化する痛みに速やかに対処するために，効果発現の早い非麻薬性鎮痛薬や，短時間作用型オピオイド（short-acting opioid；SAO），即効性オピオイド（rapid-onset opioid；ROO），PCA（patient controlled analgesia）による皮下・静脈内投与といった効果発現の早い投与経路を使用する。予測が困難な突出痛には予防的なレスキューや入院中のレスキューの自己管理など，投与タイミングや管理の工夫を行う。

2 ストーマサイトマーキング

ストーマサイトマーキング（stoma site marking）とは，「術前にストーマを造設する位置を体表上に選定して同部に印をつけること」で，術後のストーマの合併症を予防することを目的とする（図Ⅱ-2-2）。患者が管理しやすい最も適した位置にストーマを造設して，術前の生活に戻ることを容易にするために行う。管理しやすい位置にストーマを造設するためには，皮膚保護材が密着できる安定した平面を選定することが大切である。ストーマの位置が悪いとストーマ管理に難渋し，患者のセルフケアのみならず，心理・社会面にも影響するため，ストーマサイトマーキングはストーマ造設術の前に必ず行わなければならない。

ストーマサイトマーキングを実施する前に，以下の4項目の前提条件を確認しておく。

①患者が主治医からストーマ造設について説明されている

②患者がストーマの造設に同意している

③患者がストーマサイトマーキングを行うことに同意している

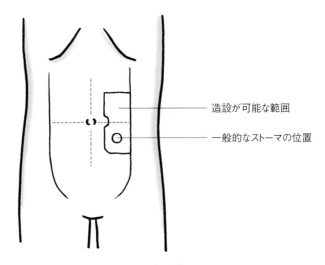

造設が可能な範囲

一般的なストーマの位置

図Ⅱ-2-2　ストーマサイトマーキング

④ストーマサイトマーキングが今後のケアに向けて必要であることを理解している

　ストーマサイトマーキングは，術前オリエンテーション時，または手術前日に医師と看護師の両者で行う。患者の術後のADL（activities of daily living：日常生活動作）を念頭におき，可能な限り管理しやすい位置にマーキングする。自分でマーキングをすることで，患者がストーマをイメージしやすくなる。

　消化管ストーマ別の一般的な造設位置は，上行結腸ストーマ（右下腹部），横行結腸ストーマ（上腹部），下行結腸・S状結腸ストーマ（左下腹部），回腸ストーマ（右下腹部）である。尿路ストーマの種類と造設位置は，一側性・両側性尿管皮膚瘻〔右または左下腹部（両側または一側）〕，回腸導管（右下腹部）である。

　ストーマサイトマーキングの5原則を以下に示す。

①装具装着に適した条件が得られる位置

②患者がセルフケアできる位置

③合併症が起こりにくい位置

④患者個々の社会的条件に適した位置

⑤衣服などを考慮される位置

これらの原則を考慮し，合併症を起こしにくく，管理しやすい位置を選定する。

　ストーマサイトマーキングの基準として広く用いられる基準に，クリーブランドクリニックの5原則がある。

①臍より低い位置

②腹直筋を貫く位置

③腹部脂肪層の頂点

④皮膚のしわ・くぼみ・瘢痕，上前腸骨棘の近くを避けた位置

⑤本人が見ることができ，セルフケアしやすい位置

また，クリーブランドクリニックの原則を修正した4原則を以下に示す。

①腹直筋と貫通させる

②あらゆる体位（仰臥位，坐位，立位，屈曲位）をとって，しわ・瘢痕・骨突起・臍を避ける

③坐位で患者が見ることができる位置

④ストーマ周囲平面の確保できる位置

　これらも参考のうえ，術式や患者の体位，生活様式などに応じた位置を患者と共に選択する。

　体系別の留意点としては，やせ型の場合は肋骨や腸骨の近くは皮膚のくぼみが著しい場合が多いため，さまざまな姿勢をとり，骨突出部が装具装着の支障とならない位置を選択する。高齢者は皮膚のたるみ・可動性を考慮して，さまざまな姿勢で安定した平面を選択する。円背の場合には，坐位・歩行時などの姿勢をとり，肋骨弓や腸骨の骨突出部が装具の支障とならない位置を確認する。

　術前準備が十分でないままに行われる緊急手術は，創感染・離開などストーマの合併症を起こしやすい。合併症予防や術後ストーマ管理，患者のQOLなどの視点から考え，ストーマの位置決めは必要である。緊急ストーマサイトマーキング時は，①坐位や立位などの姿勢がとれる場合には基本的な方法に準ずる，②腹部緊満や腹痛・嘔吐などの症状がある場合には仰臥位で行い，可能な限りベッドをギャッチアップし，腹部のしわ，骨突出を確認する。可能であれば坐位で見える範囲やしわの位置を確認する。

3 大腸がんに対する薬物療法

　薬物療法には，術後再発予防を目的とした補助化学療法と，症状の出現を遅らせ生命予後を延長させることを目的とした切除不能進行・再発大腸がんに対する薬物療法がある。

1）補助化学療法

　治癒切除が行われたステージⅢ大腸がんで主要臓器機能が保たれている患者が対象となる。オキサリプラチン併用療法（CAPOX，FOLFOX）やフッ化ピリミジン単独療法（カペシタビン，5FU＋レボホリナート，UFT＋レボホリナート，S-1）を6カ月行うことが勧められる。

2）切除不能進行・再発大腸がんに対する薬物療法

　薬物療法を行わない場合，切除不能と判断された進行再発大腸がんの生存期間中央値（median survival time；MST）は約8カ月とされている。近年の薬物療法の進歩によりMSTは30カ月を超えるようになってきたが，いまだ治癒させることは困難である。薬物療法の目的としては，腫瘍の進行を遅らせ，延命と症状コントロールを行うことである。

a. 一次治療

薬物療法の適応と判断される患者に対しては，一次治療開始の前に*RAS*遺伝子検査，*BRAF*遺伝子検査を実施する。その結果から薬剤選択を行うのが原則となる。

*RAS/BRAF*野生型：①原発巣が左側大腸（下行結腸，S状結腸，直腸）では，FOLFOX or FOLFIRI ＋ セツキシマブ or パニツムマブ，②原発巣が右側大腸（盲腸，上行結腸，横行結腸）では，2剤併用療法（FOLFOX，CAPOX，SOX，FOLFIRI，S-1＋IRI）＋ベバシズマブ，または3剤併用療法（FOLFOXIRI）＋ベバシズマブが選択される。

*RAS*変異型：2剤併用療法（FOLFOX，CAPOX，SOX，FOLFIRI，S-1＋IRI）＋ベバシズマブ，または3剤併用療法（FOLFOXIRI）＋ベバシズマブが選択される。

*BRAF*変異型：3剤併用療法（FOLFOXIRI）＋ベバシズマブを行う。

【2剤併用療法】
- FOLFOX療法：5FU・レボホリナート＋オキサリプラチン
- CAPOX療法：カペシタビン＋オキサリプラチン
- SOX療法：S-1＋オキサリプラチン
- FOLFIRI療法：5FU・レボホリナート＋イリノテカン
- IRIS療法：S-1＋イリノテカン

【3剤併用療法】
- FOLFOXIRI：5FU・ロイコボリン＋オキサリプラチン＋イリノテカン

---

b. 治療効果判定と2次治療以後

治療効果はCTやMRIによって標的病変の縮小効果で判定する。病変の増大や新規転移性病変の出現など，治療効果が認められない場合には1次治療を中止して次の治療（2次治療以後）を行う。1次治療で用いた薬剤により，2次治療以後の薬剤選択は変わってくる。

c. 免疫チェックポイント阻害薬

がん遺伝子の修復機構が阻害されている状態として，高頻度マイクロサテライト不安定性（MSI-High）が存在する。がん化学療法後に増悪した進行・再発の高頻度MSI-Highを有する固形がんに対して，抗PD-1抗体であるペムブロリズマブがある。

4 経済的支援

がんの治療では，手術代・薬代といった治療費のほか，入院中の食事，個室など有料の部屋を希望した場合にかかる差額ベッド代など，治療に伴う間接的な費用も必要になる。また外来では，再診料や投薬注射料などを通院のたびに支払うことになる。これらの費用は，健康保険や国民健康保険など公的医療保険（表Ⅱ-2-1・2）で一部をまかなえるものと，患者が全額負担するものに分けられる。公的医療保険が適用されるのは，手術代・検査代・薬代

表Ⅱ-2-1　公的医療保険制度の概要

制　度		対象となる人	保険者
職　域	組合管掌健康保険	大企業の従業員とその被扶養者	健康保険組合
	協会管掌健康保険	中小企業の従業員とその被扶養者	全国健康保険協会
	共済組合	公務員等とその被扶養者	各種共済組合
地　域	国民健康保険	75歳未満の職域保険に属さない人	市区町村
後期高齢者医療制度		75歳以上の人	後期高齢者医療広域連合

表Ⅱ-2-2　公的医療保険の主な給付

給付の種類	給付の内容
① 療養の給付	診察，薬剤または治療材料の支給，処置・手術その他の治療，在宅療養における管理等，病院・診療所への入院とそのための看護等
② 入院時食事療養費	厚生労働大臣の算出基準による食事療養費から患者が負担する標準負担額を引いた金額
③ 高額療養費	1カ月（歴月）に所定の金額を超えた自己負担金が発生したとき超過分が還付される
④ 高額医療・高額介護合算療養費	1年間にかかった医療保険と介護保険の自己負担を合計し，基準額を超えた場合に超過分を支給
⑤ 傷病手当金	療養のために休んだとき
⑥ 出産育児一時金 ⑦ 出産手当金	出産したとき
⑧ 葬祭料	死亡したとき

※国民健康保険には⑤⑦はない。⑧の葬祭料は国民健康保険では葬祭費・埋葬料。

Ⅱ

❷
治療期

といった直接的な治療費であり，費用全体のうち患者が支払う割合は，70歳未満の成人ならば3割などと自己負担割合が決められ，残りは公的医療保険から支払われる。わが国では，最新の治療や新しい薬・医療機器を使った治療などは，公的医療保険の給付対象になっていない。また，保険が適用されない（保険適用外）診療を受けた場合には，併せて受けた保険適用の治療も含めて，全額自己負担となるのが原則である。しかし，厚生労働大臣が「先進医療」として認めた治療については，保険適用外の診療と保険診療の併用が認められ，保険適用の治療部分については公的医療保険の給付の対象になった。差額ベッド代なども同じよ

うに，保険適用外になる。このような公的医療保険の適用されない治療やサービスは，患者や家族の了解を得てから実施されるのが一般的である。そのため，知らないうちに保険適用外の診療やサービスが行われ，費用が請求されることはない。

なお，これらの医療費のほかに，患者本人や家族の通院費，入院時の日用品代，お見舞いのお返し代などの費用も見積もっておくと安心である。治療にかかる費用は，がんの種類・病状・治療内容などによって変わる。また，2年ごとに医療費の価格設定（診療報酬）が見直されるため，年によっても違いが生じる。最近は入院について，診断された病名・症状と治療内容，入院日数などの組み合わせに応じて，医療費をある程度定額化した診断群分類包括評価（DPC）を導入する医療機関が増えてきている。そうした医療機関では，入院前など比較的早い段階で，医療費の大まかな目安を把握できるようになった。

治療が長期間にわたると費用はかさむが，その負担を軽くする制度もある。公的医療保険が適用される医療費については，患者の自己負担割合が一定（1～3割など）に設定されていて，1カ月に支払う上限額も決められている（高額療養費制度）。そのため，治療費の自己負担分の総額が高くなっても，限度額を超えた費用に対して払い戻しが受けられる。このほかにも，確定申告を行うことによって税金の医療費控除などで経済的負担が軽減できたり，高額療養費の支給を申請してから給付されるまでの期間，支給見込額の一部相当額を無利子で借りられる制度もあるので，知っておくと便利である。

治療費や助成制度については，がん相談支援センターや，病院の相談窓口で相談できることを説明する。

5 介護保険

介護保険は，介護が必要な状態になっても安心して生活ができるように，社会全体で支えることを目的とした制度である。

1．実施主体
市区町村である。

2．加入者：被保険者
年齢で第1号被保険者（65歳～）と，第2号被保険者（40～64歳）に区分され，第2号被保険者は特定疾病が原因で要支援・要介護状態になった場合に申請ができる。

3．介護保険のサービス
現物支給である（各サービスに単価が決まっている）。サービスの種類は，施設サービス（特別養護老人ホーム，介護老人保健施設など），居宅サービス（訪問介護，訪問看護，訪問入浴，訪問リハビリテーションなど），通所サービス，福祉用具のサービス（レンタル・購入）などがある。

訪問介護

　訪問介護は，介護福祉士（ケアワーカー）や訪問介護員（ホームヘルパー）が，被介護者（要介護者・要支援者）の自宅を直接訪問し，食事・入浴・排泄など直接身体に触れる身体介助をはじめ，掃除・洗濯・調理などの家事面における生活援助，通院時の外出移動サポートなどを行うサービスである。利用者が自宅にいても自立した日常生活を送れるように生活を支援することが目的である。

4．利用料

　介護サービスにかかった費用の1割（一定以上所得者の場合は2割または3割）を自己負担する。介護保険施設利用の場合は別途，居住費，食費，日常生活費などの負担もある。ただし，所得の低い人や1カ月の利用料が高額になった人については，負担を軽減する措置が設けられている。

5．サービスを利用するには

　保険者(市町村)の窓口で要介護認定の申請手続きをして，要介護認定審査を受ける。認定審査には，認定調査員が作成した「認定調査票」と，担当医が作成した「主治医意見書」が必要である。介護度は「要支援1・2」と「要介護1・2・3・4・5」に区分され，認定結果をふまえて地域の介護支援専門員(ケアマネジャー)らに「介護サービス計画」を立案してもらい，合意のうえで利用が開始される。

6．介護保険に関する留意点

①申請主義である（申請しないと利用できない）

②申請から要介護認定までに1カ月程度を要する（申請時と認定決定時期とで病態が変化している可能性がある）

③「主治医意見書」は病状を詳細に記載するよりも，日常生活への影響が伝わる書き方がよい

④院外の支援チームとの連携・協働の意識をもつ

⑤介護サービスを受けることによる心理的（自尊心）・経済的負担を意識する（利用できればよいというものではない）

3 再 発 期

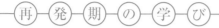

- ● 積極的抗がん薬治療を行っている患者・家族の全人的苦痛
- ● 化学療法の目的
- ● 化学療法中の進行再発がん患者・家族へのチーム医療

事 例 の 説 明

患者：令和太郎さん，54歳，男性，直腸がん

- ・直腸がん術後，補助化学療法終了後
- ・職場の私立高校に教師として復帰し，通常勤務中

家族の状況

妻	53歳，公立中学で教師を継続中
長男	22歳，同居，大学を卒業し地元の市役所で働き始めた公務員
長女	20歳，同居，大学生
両親	父は心筋梗塞で他界（75歳） 母は75歳，同居，年金暮らし
妹	46歳，近隣在住，既婚（夫は単身赴任中，子どもはいない）

患 者 の 体 験 し て い る こ と と 思 い

がんは，もう治ったと思っていた。

再発。また治療をしなければならない。職場に迷惑をかけてしまう。

抗がん剤を医師が一緒に決めてくれて安心した。

外科から腫瘍内科に代わり，抗がん剤治療の説明を受ける。がんを消し去ることは難しいらしい。がんとの共存。

家族に「がんを治すことが難しい」ことをしっかり伝えた。

放射線と化学療法の効果なのか，腫瘍が小さくなっている。このままおとなしくしてくれればよいのに。

緩和ケアって最期にお世話になるところだと思っていた。

学校を休んでいる間に死んじゃうのかなぁ。

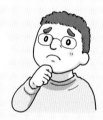

自分が死ぬときのイメージはまだないけど，無理な延命はあまり希望しない。

治療から2年。お尻に違和感。再発といわれたときと症状が似ている。覚悟はできていた。

II

❸ 再発期

🔷 トータルペイン

身 体 的 苦 痛	精 神 的 苦 痛
●がん疼痛（会陰部，下腹部）	●漠然とした不安 ●死への恐怖 ●不眠 ●再発のショック

社 会 的 苦 痛	スピリチュアルペイン
●高校の生徒や同僚への申し訳なさ ●夫として親としての申し訳なさ ●今後の医療費のこと	●年老いた母を残して逝かねばならぬこと ●治療効果がなかったこと

◆ 患者体験の物語

1 予期せぬ再発

補助化学療法が終わって，3年。定期的な受診を行い，CT検査や採血，初めてのときは苦痛だった大腸内視鏡検査にも慣れてきた。仕事では，再発予防の抗がん薬を使っているときは少しだるさがあり，担当の授業もしんどいことがあった。抗がん薬治療も終わり，定期的な検査だけになったので，今年からまた高校1年生の担任をもたせてもらうことになった。自分のなかでは，もう，がんは「治った」と思っていた。

最近，お尻というか腰というか，少し痛みがあり，気にはなっていたが，鎮痛薬が必要なほどではなく，年齢のせいか坐骨神経痛程度と思い，病院や整骨院にも行かなかった。次の受診のときに執刀医に外来で聞いてみようと考えていた。

今日は定期検査後の外来受診日。検査結果の確認だけなので，一人で来院した。外科外来は手術前の患者もいるし，自分のように手術後の患者もいて，待合室は多くの患者であふれていた。すでに予約時間を1時間過ぎている。「いつまで外科で診てもらうのか？ 内科だったら手術の患者さんがいないから，もっと早く診てもらえるじゃないか？」などと，勝手なことを思っていた。

「令和さーん」

大勢の人が待っているなかで，個人名で呼ぶなんて…，ここに生徒の親がいるかもしれないじゃないか。外来で外科の主治医に今日はひとこと言おうかな，と思いながら，診察室の扉を開けた。「こんにちは，お久しぶりです」。いつも柔やか表情の主治医から，返事がない…，何だか硬い表情である。教授にでも怒られたのか？などと思いながらいすに座った。

「令和さん，手術してから時間がたっているんですけど…，腫瘍マーカーが上がっていて，骨盤の中に影が見えるんですよ」

「…，先生，それって…」

「再発かなぁ」

「いや先生，"かなぁ"って，もう手術してから3年以上じゃないですか」

「どこか痛みとかなかったですか？」

あっ，あの痛みって…。

「令和さん，骨盤の中に直腸がんが再発してしまったようです。抗がん剤と放射線で治療しましょう」

その後，主治医がいろいろと説明をしてくれたが，あまり覚えていない。最初のがん告知のときも一人だったが…。「再発」「抗がん剤」「放射線」という言葉だけが残り，その日，家に帰って，妻に会ったとたん，涙が出てきた。

家族と一緒に夕食をとる気になれず，「調子が悪い」とだけ言って早めに布団に入ってしまった。しかし，まったく眠れなかった。いろいろなことを考えてしまう，悪いことばかり。

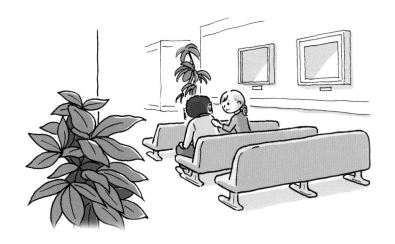

ほとんど眠れないまま，朝になっていた。

　次の外来日に妻と一緒に受診した。この1週間，肛門のまわりの痛みも強くなってきているように感じた。気持ちはどん底だった。また治療をしなければならない。職場に迷惑をかけてしまうと，うっすら思っているのだが，何も伝えてはいなかった。

　待合室で妻と並んで座っていたが，お互い無口だった。

　「令和さーん」，外来の顔なじみの看護師さんから呼ばれた。

　「令和さん，今日の予約は外科じゃなくて，腫瘍内科ですよ。ひとつ上のフロアですから，そちらへ」

　前回，主治医からそのように説明されていたようだが，それすら記憶になかった。

　「腫瘍内科ってことは，抗がん剤の先生ってことだよな」。妻に話しながら，階段で上のフロアに向かった。

ワンポイントメモ

腫瘍マーカー

　悪性腫瘍により生体内に増加してくる物質（蛋白質や酵素など）で，一般には血液検査で測定することが多い。早期がんでは増加しないことも多く，前立腺がんなどを除き，がんの早期発見のためには役立たないとされている。治療開始後の経過観察の際や治療効果を把握するために用いられる。確定診断に用いるものではなく，病状経過を判断する際に参考所見として用いることが多い。

腫瘍内科

　悪性腫瘍に対する薬物療法を行う診療科であり，化学療法（抗がん薬）や分子標的治療，免疫チェックポイント阻害薬などを用いた治療を行う。さまざまな臓器の悪性腫瘍に対して横断的な診療を行う。がん薬物療法専門医という専門医資格があり，ほかの診療科や多職種と連携をとり集学的治療の一翼を担っている。

2 詳しい説明

　新しく外来担当となった腫瘍内科医師は，落ち着いた表情で，まず，いままでの経過を私の言葉で説明してほしいと話された。私は，手術のこと，その後の抗がん薬のことなどを説明した。話が終わると今度は，私の困っていることを尋ねてこられたので，「いまはお尻に痛みがあって，治療で仕事を休まなければならないことが心配です」と答えた。

　痛みについての詳しい問診を受け，診察ベッドに案内された。全身の診察をしてくれた。下腹部を押されたときに，なんともいえない重い痛みを感じたが，これもがんのせいなのかと思った。

　画像の説明をしてくれ，先日見たCT画像を示しながら「直腸がんの局所再発です」と告げられ，「治療に関してどう考えていますか？」と尋ねられた。

　えっ，妻と顔を見合わせながら，「実は最初の手術のときに，インターネットでいろいろ調べたんですけど，再発したときは抗がん剤だって…，先生，治るんでしょうか？」

　「そうですね。詳しい説明をしましょうか？」

　もちろん。今日はそのつもりで妻と来ている。

　「大変申し上げにくいのですが，抗がん剤の治療の目的をお話ししてもよろしいでしょうか…」

　詳しい説明が始まった。今まで外科外来で行ってきた抗がん薬治療は再発予防を目的としてきたもので，これから始めるのは治療目的の化学療法ということだった。治療目的の抗がん薬ということだが，がんを消し去ることは難しいらしく，はっきりと「延命が目的になる」といわれた。「がんとの共存」。そんな言葉が頭に浮かんだ。およそ1時間の外来だった。

　最後には自分と妻だけで治療を決めるのではなく，医師から薬について説明を受け，薬の名前がいろいろと出てきたが，その違いがわかるわけがないし，一緒に治療法を決めてくれて少し安心した。

　その日は，中心静脈ポート留置の外来手術の予約をとって帰宅した。

3 不　安

病院で腫瘍内科医師と話したことを妻とまとめてみた。要約すると以下の4点だった。

- ●局所再発したがん。骨へ入り込んでいるから，手術はできない
- ●治療は抗がん薬と放射線が中心になる
- ●がんを消し去ることは難しい
- ●症状をコントロールするために鎮痛薬を調整する

妻と相談し，家族には自分の口で説明することにした。夕食後，お茶を飲みながら母と子どもたちに話をすることにした。

　「実は…」。自分でも驚くくらい冷静に他人事のように話をした。医師に言われた大切な4点のうち，最も大切なこと。「がんを治すことが難しい」ということをしっかりと伝えたつもりである。母と娘は涙をためながら話を聞いてくれた。息子は黙って聞いていた。「驚か

せて，すまない。ごめんね…」。自分もその後は，言葉を出せなかった。でも，しっかりと母と子どもたちに話ができたことで，何だか逆に安心した自分がいた。

この前の腫瘍内科の外来のときに鎮痛薬を処方してもらってから，痛みは少しよくなった。外科で出されていたロキソプロフェンはあまり効かなかったが，今度の薬はよく効く。オキシコドンっていうらしいが，聞いたことがない。医療用麻薬って言われたけれど，本当に大丈夫なのかなぁ。腫瘍内科だから抗がん剤が専門だけど。担当薬剤師は，今はがんの痛みに一般的に使う薬で，副作用もしっかりコントロールできるって丁寧に説明してくれた。でも，"麻薬"って，響きがよくないなぁ…。

「がんを消し去ることは難しい」って医師に言われた。これって，「死んじゃう」ってことだよなぁ…。まだ子どもたちのことも大変なのに。仕事だって問題だけど，しばらくは治療のために休まなければならないのか。ひょっとしたら，学校を休んでいる間に「死んじゃうのかなぁ」。

「死ぬ」ってどんな感じなのだろう。でも，こんなこと妻にも聞けないし，親にも聞けない…，これからどうなるのだろう…。

４ 治療開始；治療に伴うつらさ

治療開始にあたり，放射線治療の間は毎日通院をしなければならないので，職場では校長と相談し，担任からは外してもらい，副担任という形で仕事を続けることにした。病気のことを生徒や保護者にもしっかりと伝え，がん患者だって仕事を続けられるということを，身をもって示していこうと決心した。がん患者によるがん教育として，"いのち"というものを考えてほしいと思った。

抗がん薬治療と放射線治療が始まった。胸につくった点滴の受け皿をCVポートというのだが，そこから点滴をしている。治療を開始してから，食欲があまりなくなった。吐き気止めの点滴をしているが，自分には合わないのだろうか。採血で白血球が少なくなったといわれ，予定の治療が遅れてしまうこともあった。せっかく病院に来たのに治療ができないと，「なんだかなぁ…（残念だ）」という思いと，「今週はこれ以上副作用でつらくないぞ…（よかった）」という，裏腹な気持ちでいる自分がいた。

５ 治療効果で落ち着いた時間

再発の治療開始から４カ月，放射線治療と化学療法の効果なのか，痛みがだいぶ落ち着いてきた。鎮痛薬も減らして，ついに医療用麻薬もやめることができた。CT検査でも腫瘍が小さくなっているようだ。このまま，おとなしくしてくれればよいのだが…。再発したことはショックだったが，仕事を続けられていることに，そして家族が支えてくれていることに感謝している。

そして６カ月，１年，１年半。がんが落ち着いてくれている。再発のときに１年生で担当していた生徒もそろそろ，高２の秋。来年は受験生だから，最後の学園祭ということで張り

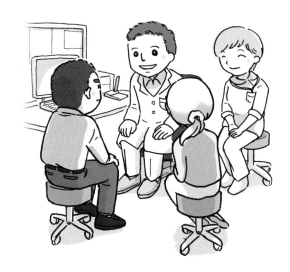

切っている。教育学部の娘も教育実習が終わり，学校の教員になりたいようで就職試験に向けてがんばっている。がん治療をしながらだが，いつもどおりの生活ができ，周りの皆からパワーをもらっているような気がする。

6 治療効果があまりないらしい

治療開始から2年半，お尻に違和感が出てきた。実は半年前に抗がん薬の効果が薄れてきたらしく，違う薬に変わったのだが，症状がなかったのでそれほど不安を感じているわけではなかった。徐々に違和感から痛みに変わってきた。あのとき，再発と言われたときと症状が似ている。CT検査が予定されていたが，自分でも症状が出てきたことで，おそらくそうだろうなと思っている。再発の治療を始めた段階で，医師から「がんを消し去ることは難しい」と言われ，少し覚悟はできていた。

痛み…，これを他人に伝えるのが難しい。「痛い」というだけで医師に本当に伝わっているのか。ロキソプロフェンと再びオキシコドンを処方してもらったのだが，あまり変わらない。腫瘍内科医師から，緩和ケア科の受診を勧められた。「緩和ケア」って，最期にお世話になるところだと思っていたが，どうもそうではないらしい。痛みのことだけでなく，さまざまなことを一緒に考えてくれるとのことだった。医師からは，「私が治療中にいろいろとお話をさせていただいたこと，これも緩和ケアの一つの形なんですよ」とも言われた。❤

緩和ケア外来では，医師のほかに専従の看護師も一緒に座りながら話を聞いてくれている。💙 痛みについては，痛みの部位・性状・強さなどを細かく尋ねてくれる。痛みの性状を「カタカナで音のように表現するとどんな感じですか」と聞かれたので，「ビリビリ」と表現した。「電気が走るような痛みですか」と尋ねられ，私はそのとおりと思い，うなずいた。

緩和ケア科の医師によると，神経障害性疼痛というらしい。この痛みには，いままで使っ

❤ 基本的緩和ケアは，すべての医療者が，時期によらず提供することである。薬物療法だけでなく，医療者と患者・家族のコミュニケーションも緩和ケアの一側面である。
💙 基本的緩和ケアに加え，緩和ケアを専門とする医療者による介入を行うことがある。

ていた薬だけでなく，鎮痛補助薬が効果を示すことがあるらしく，プレガバリンという薬が追加された。プレガバリンの内服を始めたら，ビリビリとした痛みを感じることが少なくなり，オキシコドンのレスキューを使うことも少なくなった。

緩和ケア科の医師は，よい意味で，大学病院にいるような医師にはとても見えなかった。**30分ほどの外来時間なのだが，痛みや治療の副作用などの身体のつらさだけではなく，私の不安や妻の思いを聞いてくれて，心のケアもしてくれている。**💙

7 これからのことを考えて

緩和ケア外来では，自分の気がかりや価値観などを聞いてくれ，病気のこと，今後の生活のことなどを話し合うことができている。💙 　自分としては，がんが治らないことはわかっている。今後の生活も可能な限り，今の仕事を続けていきたいと思っている。幸い，学校側も理解があり，病気があること，がんの治療をしていることを教職員だけでなく，生徒や保護者にも話をする機会を毎年つくってくれている。

わが子たちは幸いにも，再発の治療中に独立してくれた。経済面ではそれほど心配しなくてよくなったので，気が楽になった。あとは，年老いた母を残して逝くこと。これは，どうすることもできないが，その日が来るまで親孝行ができればと思っている。

抗がん薬治療の効果がなければ，体調を落としすぎず，いまの状態を維持して，できる限り普通の生活をしていきたい。自分が死ぬときのイメージはまだないが，無理な延命はあまり希望しないというところまで話をすることができた。

✎ ワンポイントメモ

アドバンス・ケア・プランニング（ACP）[1]

"患者自らが望む人生の最終段階における医療・ケア"について，自分で意思が決定できる間に前もって考え，医療・ケアチームなどと繰り返し話し合いながら共有する取り組みは「アドバンス・ケア・プランニング（Advance Care Planning；ACP）」と呼ばれている。

なぜACPが大切なのだろうか？ それは「誰でも・いつでも」大きな病気やけがをする可能性があり，命の危険が迫った状態になると約7割の人が医療やケアについて自分で決めたり，思いを人に伝えたりすることができなくなるからである。そのため，大切にしていることや望んでいること，どこで，どのような医療やケアを望むかなどについて，患者が自分自身で前もって考え，信頼する人たちと話し合い共有しておくことが重要とされている。

ただし，患者が自分の価値観や将来のことを気がねなく話せるのは，「これまでによい関係が構築できている人」に限られるだろう。「（関係性が乏しいのに）ACPの話をしなければ！」と意気込むのではなく，患者と普段から継続的に良好なコミュニケーションを心がけることが大切である。

《文 献》
1）厚生労働省：自らが望む人生の最終段階における医療・ケア.
　 https://www.mhlw.go.jp/stf/seisakunitsuite/bunya/kenkou_iryou/iryou/saisyu_iryou/index.html

---

💙 全人的苦痛に配慮し，患者・家族の希望に合わせたケアを行っていく。

カンファレンス場面

緩和ケアチーム内のカンファレンスの場面

《参加職種》

緩和ケア科医師

①病状の経過，現在の疾患の状況（症状と対処方法）を説明する

②今後，予測される症状や予後に関して説明する

緩和ケアチーム看護師

①現在の生活状況について説明する

②疾患による日常生活への影響について説明する

緩和ケアチーム薬剤師

①服薬指導時の患者・家族の理解度，認識を説明する

②薬の効果と副作用を確認し，適切な薬物治療を検討する

医療ソーシャルワーカー（MSW）

①今後の療養場所に関する検討を行う

②社会的支援に関する調整を行う

精神科医師，臨床心理士

①患者の気持ち，精神腫瘍学的な検討を行う（直接または間接的に）

緩和ケア科
医師

緩和ケア外来でみている令和さんの問題点と今後の対応をまずは緩和ケアチームで検討してみましょう。

緩和ケアチーム
看護師

直腸がんの術後の補助化学療法後に骨盤内局所再発を認め，放射線療法に加え，化学療法を行っていましたが，病状は増悪傾向にあり，これ以上の治療継続は厳しいと思われます。ご本人，奥様も学校の先生です。しっかりと病気のこと，治すことが難しいということを理解され，治療をされながら，学校の先生のお仕事を続けられていました。

緩和ケア科
医師

2年半ほど抗がん剤治療でよい時間を過ごされてきたよう
ですが，会陰部，下腹部の痛みがあり，外来で鎮痛薬
の調整をしています。病状理解もしっかりされているよう
です。

緩和ケアチーム
薬剤師

医療用麻薬を始めるときに説明させてもらいました。医
療用麻薬への不安に関しては，2年半前に使用してい
た経験もあるようで，それほど副作用の心配もされていま
せんでした。レスキューの対応もご自身で思い出されたよ
うで，しっかりと1時間たったら追加の医療用麻薬が使
えるということを確認していました。

MSW

今後の治療はどこでされるのでしょうか？

緩和ケア科
医師

今のところ，当院に通院されたいということです。

精神科
医師

お気持ちは，どうなのでしょうか？

緩和ケアチーム
看護師

今のところ，気持ちのつらさは訴えられていないです。が
んになっても仕事を続けられるのだということを身をもって
示しているのだとおっしゃっていました。長男も就職され
たようです。

緩和ケア科
医師

ただ…，お母さんを残して逝くことが心残りとは，おっしゃ
ってました。

臨床
心理士

そうですか。ご家族の気持ちをうかがう機会はあったのですか？

緩和ケア科
医師

なかなか難しかったです。奥様は通院に付き添われてい
ますが…，実のお母様は，いらしていないです。

緩和ケアチーム
看護師

お母様に来ていただくのも…，ご本人に逆に心配をかけ
てしまいませんか？

MSW

どうでしょうか。訪問看護だけでも導入させていただく方
向で調整するのは？

そうですね。そうすれば，自然とご家族の様子も医療者が把握することができますね。

緩和ケアチーム　看護師

緩和ケア科医師

腫瘍内科の先生とも訪問看護のことを相談してみるようにしましょう。

✏️ ワンポイントメモ

緩和ケアチーム

　緩和ケアチームとは，医師，看護師，薬剤師，理学療法士，作業療法士，放射線技師，管理栄養士，臨床心理士，歯科衛生士，医療ソーシャルワーカー（MSW）など多職種がチームとなって，患者・家族の支援を行う。患者・家族の抱える問題に関して共通の目標をもち，多職種が協働して，問題を解決するための方略を検討・決定・実行・評価を行っている。がん診療連携拠点病院には，緩和ケアチームの設置が必須となっている。

✚ さらに学んでほしいこと

1 直腸がん再発に対するCT検査

　直腸がん再発に対するCT検査では造影剤を使用し，全身検索目的として，胸部〜上腹部〜下腹部の転移像，原発巣局所の再発の広がりを観察する。

【検査時の留意点】

①造影剤アレルギーについては必ず確認し，アレルギー既往がある患者に対しては，異なる種類の造影剤を使用する

②気管支喘息の患者に対しては造影剤の使用は原則禁忌である（検査を行うときはステロイドの前投与を行う）

③造影剤注入時のコンパートメント症候群（皮下漏れによる症候）に注意し，アナフィラキシー症状への対応を準備する

2 直腸がんに対する放射線治療

　直腸がんに対する放射線治療は，術前の化学放射線治療，術後局所再発時の放射線治療，緩和放射線治療がある。

【術前の化学放射線治療】

　人工肛門の回避，側方リンパ節郭清省略，肛門温存を目的とした治療であり，深達度，広

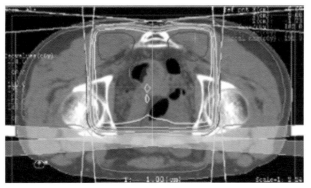

写真Ⅱ-3-1　直交4門のCT像
照射中の位置ずれを修正するため，画像誘導放射線治療
（IGRT）も行われている

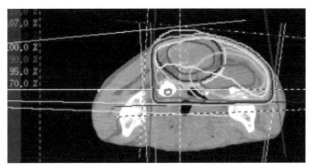

写真Ⅱ-3-2　疼痛を示す仙骨骨転移部に対する照射時の
　　　　　　腹臥位CT像

がり，年齢を考慮して行う。治療の際，消化管，特に放射線感受性の高い小腸の線量を軽減するため原則，腹臥位で直交4門とする（**写真Ⅱ-3-1**）（放射線治療の進歩により，強度変調放射線治療，粒子線治療も行われるようになった）。化学療法には抗がん薬として5-FU（5-フルオロウラシル），ないしカペシタビンが併用される。

【術後局所再発時の放射線治療】

　術後局所再発時は手術が原則であるが，手術が困難な場合も少なくない。特に仙骨前の再発時（**写真Ⅱ-3-2**）は手術操作が困難なうえ仙骨の合併切除を要するため侵襲が大きく，放射線治療が選択されることがあるが，多くは化学療法が選択される。

【緩和放射線治療】

　直腸がんの緩和放射線治療は，疼痛などの症状改善，消化管の閉塞改善などを目的として行われる。照射は症状の原因となっている場所に絞り，比較的短期間で終了することが基本である（治療に要する時間を短くすることで，患者は残された時間を有意義に過ごすことができる）。

3 早期からの緩和ケア

緩和ケアは，治療が終了してから導入されるべきものではない。診断・治療の段階から医療者が患者・家族の「つらさ」に焦点をあて，医療を提供していくことが求められる。本事例では，再発の後，腫瘍内科医師が緩和ケア科を紹介する際に，「私が治療中にいろいろとお話をさせていただいたことも，緩和ケアの一つの形なんですよ」と述べている。治療医が患者・家族に対して，緩和ケアを提供することが求められているのであり，決してすべての患者・家族に対して専門的緩和ケア（緩和ケア科や緩和ケアチーム）を依頼するわけではない。

そのため，すべての医療者に対して「基本的な緩和ケア」の知識と態度，技能の修得が求められており，厚生労働省が「がん等の診療に携わる医師等に対する緩和ケア研修会e-learning」[1]を展開している。学生も登録しe-learningを視聴することは可能ではあるが，修了証を発行することはできない。医療者としての資格を有しているものは，e-learningの後に，1日の集合研修を履修することで修了証が発行される。

また，『新版がん緩和ケアガイドブック』[2]には，上記プログラムに沿った，緩和ケアの基本的な知識について概説されている。

4 がん疼痛治療の基本

2018年にWHO（世界保健機関）の「がん疼痛治療ガイドライン」が改訂され，その指針がまとめられた。

①疼痛マネジメントのゴールはQOLの維持ができるレベルまで痛みを減らすことである。

②包括的評価を行うことが疼痛治療において重要であり，治療指針や患者の今までの体験，痛みの表現などを把握することができる。

③患者，介護者，医療者，地域，社会の安全を保証する必要がある。

④疼痛マネジメントには薬物療法のほかに，心理社会的ケア，スピリチュアルなケアも含まれる。

⑤オピオイドを含む鎮痛薬は使いやすく，入手可能でなくてはならない。

⑥鎮痛薬は「経口的に」「時間を決めて」「患者ごとに」「細かい配慮で」投与する。

⑦がん疼痛マネジメントは，がん治療の一部である。

成人のがん疼痛マネジメントとして治療薬の推奨をまとめると以下の通りである。

● 成人のがん疼痛マネジメントの初期には，NSAIDs，アセトアミノフェン，オピオイドが単独または併用して用いられる（強い推奨，低いエビデンス）。

● 疼痛コントロールを継続するために，いずれかのオピオイド（単独またはNSAIDs，アセトアミノフェンの併用）の使用が検討される（強い推奨，低いエビデンス）。

● 速放性の経口モルヒネまたは徐放性の経口モルヒネの定時投与は，効果的で安全性の高い疼痛コントロールのために使用される。速放性の経口モルヒネは，レスキューとして使用される（強い推奨，中程度のエビデンス）。

- 鎮痛補助薬として，適応があればステロイドが使用される（強い推奨，中程度のエビデンス）。
- 骨転移痛に対してはビスホスホネートが使用される（強い推奨，中程度のエビデンス）。
- 骨転移痛に対して放射線の単回照射が適応があり，可能であれば実施される（強い推奨，高いエビデンス）。

　また，わが国で使用できる薬剤を中心に，より実践的な内容として，日本緩和医療学会が「がん疼痛の薬物療法に関するガイドライン」[3]を刊行している。2020年に改訂された本ガイドラインでは主たる目的を以下のように示している。

　「がん疼痛のある患者の鎮痛ならびに生活の質の向上を目指して，診療に関わる医療者の臨床疑問に答え，治療の推奨を明らかにすることである。また，推奨の実践に必要な基本的ながん治療に関する知見を，背景知識に示した。」

　さらに，以下のことをガイドラインの使用上の注意としている（抜粋）。

（1）がん疼痛の治療法のうち，最も使用頻度が高いと考えられる薬物療法を中心に扱っている。がん患者の痛みは身体的苦痛としてのみではなく，精神的，社会的，スピリチュアルな苦痛，いわゆるトータルペイントしての理解が必要である。（以下略）

（2）がん疼痛のあるすべての患者を対象とする。

（3）痛みと生命の質(quality of life)を効果の指標とする。何が生命の質を決定するかは，患者・家族の価値観によって異なるため，画一的には決定できない。痛みの治療を行う場合でも，痛み以外の患者にとって重要なこと(たとえば，眠気が少ないこと，食欲があること，生活に不便でない疼痛治療であることなど)が満たされるような方法を考えることが重要である。

（4）対象患者を診療する医師，看護師，薬剤師などを含む医療チームを使用者とする。

　わが国で，がん疼痛治療に用いられる主な薬剤を**表Ⅱ-3-1**に示す。

Ⅱ

❸
再発期

表Ⅱ-3-1　がん疼痛治療に用いられる主な薬剤

非オピオイド	アセトアミノフェン
	NSAIDs 　アスピリン，ロキソプロフェン，イブプロフェン，ナプロキセン， 　ジクロフェナック，エトドラク，メロキシカム，セレコキシブ
オピオイド	コデイン，トラマドール，モルヒネ，ヒドロモルフォン，オキシコドン， フェンタニル，メサドン，タペンタドール，ペンタゾシン，ブプレノルフィン
鎮痛補助薬	抗うつ薬 　TCA：アミトリプチリン，ノルトリプチリン 　SNRI：デュロキセチン
	ガバペンチノイド（Ca^{2+}チャネルα$_2$δリガンド） 　ミロガバリン，プレガバリン
	抗痙攣薬 　バルプロ酸，カルバマゼピン，フェニトイン，クロナゼパム
	局所麻酔薬，抗不整脈薬 　メキシレチン，リドカイン
	NMDA受容体拮抗薬 　ケタミン
	中枢性筋弛緩薬 　バクロフェン
	コルチコステロイド 　デキサメタゾン，ベタメタゾン，プレドニゾロン
	BMA 　ゾレドロン酸，デノスマブ
	その他 　オクトレオチド，ブチルスコポラミン

NSAIDs：非ステロイド性消炎鎮痛薬，TCA：三環系抗うつ薬，SNRI：選択的セロトニン・ノルアドレナリン再取り込み阻害薬，NMDA受容体拮抗薬：グルタミン酸受容体拮抗薬，BMA：Bone-modyfying agents

（日本緩和医療学会・編：がん疼痛の薬物療法に関するガイドライン2020年版. 金原出版，東京，2020，pp54-56，p83，p88. を参考に作成）

文　献

1）厚生労働省：がん等の診療に携わる医師等に対する緩和ケア研修会e-learning.
　（https://peace.study.jp/pcontents/top/1/index.html）
2）日本医師会・監：新版がん緩和ケアガイドブック. 青海社，東京，2017.
　（http://dl.med.or.jp/dl-med/etc/cancer/cancer_care_kaitei.pdf#search=%27）
3）日本緩和医療学会・編：がん疼痛の薬物療法に関するガイドライン2020年版. 金原出版，東京，2020.

Ⅱ
❸ 再発期

4 在宅期

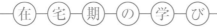

在宅期の学び

- 治療から緩和ケア中心への意思決定支援
- 緩和ケア病棟の役割
- 在宅への移行プロセス
- 在宅緩和ケアを実現するための要点

事例の説明

患者：令和太郎さん，57歳

現在の状況

- 化学療法を終了して在宅療養中，職場復帰していた
- 寄席にも時々足を運んでいる
- 薬剤：フェンタニル貼付剤，舌下錠（レスキュー），脂質異常症治療薬

家族の状態

妻	56歳，公立中学で教師を継続中
長男	25歳，別居，地元で就職，結婚して1歳の女児がいる 市役所勤めの公務員
長女	23歳，同居，高校の教員となっている。毎月50,000円を家に入れている
両親	父は心筋梗塞で他界（75歳） 母は78歳，同居，年金暮らし
妹	49歳，近隣在住，既婚（夫は単身赴任中，子どもはいない）

患 者 の 体 験 し て い る こ と と 思 い

【緊急入院】	【入院後】

数日前からお腹の
張りを感じていた。

X線撮影の結果,
腸閉塞だった。

学校に行ったところ,
茶褐色のドロドロし
たものを吐いた。

がんが影響して
いるのか。

お腹も痛むため,大
学病院へ向かった。

太い管を鼻から入れられ
地獄の苦しみだったが,
お腹は楽になった。

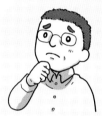

死を意識していたが,
このまま死ぬのか。

念のため,CT
検査も行った。

◆■ トータルペイン

身 体 的 苦 痛

- 腸閉塞による悪心・嘔吐,膨満感
- がんの再発による腹痛
- 食欲不振
- 全身倦怠感
- 下肢の浮腫,歩行状態の悪化

心 理 的 苦 痛

- 漠然とした不安
- 死に対する恐怖,寝るのが怖い
- 気力が湧かない,気落ちする
- さまざまな決断への重圧感
- 急に涙が出る

社 会 的 苦 痛

- 高校の生徒や同僚への申し訳なさ
- 夫として,父として役割を果たせない
  (家のローンは払えるか,孫の成長をみた
  かった,長女の結婚を見届けたかった)
- 生徒たちは覚えていてくれるか:最後のメッ
  セージ

スピリチュアルペイン

- 自分の人生の意味って何だったのだろう
- 人生の役割を果たすことはできたのか
- 死ぬってどういうことだろう
- 本当に死ぬのか,もう治らないのか
- 奇跡は起こらないのか
- 母より先に逝くことの申し訳なさ

この時期のトータルペインの特徴と考え方

　ここまで，トータルペインを4つの痛みとして説明してきた。ただし，トータルペインは4つの痛みが明確に4分割されるわけではなく，実は重なり合っている。

　身体的・精神的・社会的苦痛が重複し，その中心がスピリチュアルペインとする説がある（図）。令和さんで考えると，「仕事がなくなる，収入がなくなる，夫として，父親として，一人の人間として，生きている意味を感じられない」とすると，社会的な痛みであり，精神的な痛みであり，スピリチュアルペインでもあると考えられる。ただし，スピリチュアルペインの位置は諸説ある。また，身体的・精神的・社会的苦痛の全体を包括してスピリチュアルペインという説もある。

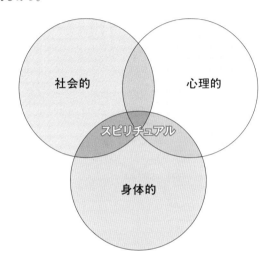

図　4つの痛みのなかのスピリチュアルペイン

患者体験の物語①

1 腸閉塞で緊急入院

　数日前からお腹の張りを感じていた。トイレに行っても便は出ていない。食事はまったく進まない。朝から吐き気も出てきたが，いつもどおりに学校に行った。今日は，自分の授業はないので，職員室にいたら，急に吐き気を感じて，トイレに走った。茶褐色のドロドロしたものを吐いた。いやな予感がした。お腹もキリキリと痛む。早退することを教頭に伝え，タクシーを呼んで，大学病院へ向かった。妻にも病院に行くことを電話で伝えた。常に喉の奥から込み上げてくるものがあった。いつも死は意識していたが，このまま死ぬのではないかという思いが頭をよぎった。

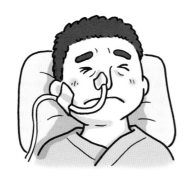

腸閉塞の治療のため，
鼻から太い管を入れ
られて地獄の苦しみ

 入院後の対応

　救急室に通され，救急の医師が対応してくれた。顔は見たことがあるが，名前は知らない若い医師だった。看護師が，吐いてもよいようにプラスチックの皿を差し出してくれた。すぐにお腹のX線検査をした結果，腸閉塞であった。がんが影響しているのだろうか。

　別の部屋に通され，太い管を鼻から差し込まれた。地獄の苦しみだった。鼻の違和感もある。茶褐色の液体が鼻を通って流れていく。お腹の張った感じは楽になっていった。腸閉塞では，身体の水分が減るとのことで，大量の点滴が入れられた（きっと2,000mLくらい）。手も足もむくみがひどくなった気がした。念のためか，CT検査も行われた。

✚ カンファレンス場面 ①

緩和ケアについてのカンファレンス場面

《参加職種》

腫瘍内科医師（主治医）

　①現在の主治医で，治療の方針を決定し，患者・家族に伝える役割である

　②緊急入院時の受け入れの確約をする

　③訪問診療医への紹介状や訪問看護の指示書の記載をする

　④在宅へ向けて，多職種の協力の取りまとめをする

消化器外科医師

　①手術時は主治医であった

緩和ケアチーム医師

　①精神面も含めた苦痛の緩和の担当である

　②訪問診療医への緩和ケア関連の紹介状を記載する

緩和ケアチーム看護師

①精神面のケアとともに療養先の選択のサポートをする

②患者が今後やっておきたいこと，やり残したこと（アドバンス・ケア・プランニング）を確認する

病棟看護師

①在宅へ向けて，患者・家族の準備をサポートする

退院支援看護師

①在宅への移行をサポートする

②訪問看護師や訪問診療医を選定する

緩和ケアチーム薬剤師

①在宅へ向けての薬剤の調整をする

②訪問薬剤師に申し送りをしてつなげていく

理学療法士（PT）

①入院時のADLを把握する

②入院中の歩行訓練をとおして，希望を支える

医療ソーシャルワーカー（MSW）

①在宅へ向けてのサポートとして，福祉用具の調達や医療サービスの調整を行う

②行政，保険，福祉に関する情報提供を行う

主治医

腫瘍内科医師

それでは，カンファレンスを始めます。お忙しいなか，お集まりいただきありがとうございます。令和さんは大腸がん術後で，前回のキャンサーボードの結果，化学療法は中止となっています。今回は腸閉塞で入院されましたが，イレウス管や輸液により腸閉塞は軽快してきています。今後は症状緩和を行いながら，どこで過ごすかを考えていただくのがよいと思います。

私は，令和さんの最初の手術からかかわり，長い付き合いです。手術で根治できなかったのは申し訳ない気持ちがありますが，残された時間を令和さんらしく過ごしてほしいと思います。

消化器外科医師

医 師

これまで痛みの緩和，心のケア，家族のケアでかかわってきました。まだ，やっておきたいことがあるかもしれません。聞いてみたいと思います。また，どこで過ごすかについてもサポートできればと思います。まず，自宅に帰りたいということでしたので，現在，フェンタニルの持続皮下注射ですから，フェンタニルの貼付剤に変更します。

緩和ケアチーム

看護師

在宅へ向けての準備とともに，緩和ケア病棟についても情報提供していきます。在宅の看取りまでいければいいですが，違う選択肢も伝えておきたいと思います。先生（主治医），在宅中の当院への緊急入院は可能ですか？

主治医

**腫瘍内科
医師**

これまで長くかかわってきた患者さんだから，緊急時は受けたいと思います。ただ…，入院が長期になるようなら，緩和ケア病棟だろうけどね。

**病棟
看護師**

在宅へ向けての調整をしたいと思います。まず，点滴を500mLしていますので，CVポートから注射できるように，家族に練習してもらいます。

**退院支援
看護師**

在宅への移行についてサポートさせていただきます。まず，訪問看護ですが，比較的緩和ケアに慣れている□□訪問看護ステーションに依頼したいと思います。訪問診療をしてくれる医師は，オピオイド処方の経験があり，緩和ケアの経験もある医師にお願いする予定です。当院の緩和ケア研修会にも参加していて，患者さんに対して熱心な△△医師がよいかと考えています。

緩和ケアチーム

薬剤師

在宅へ向けて薬剤の調整をし，訪問薬剤師につなげます。オピオイドはワンデイタイプのフェンタニル貼付剤になりますので，家族に貼り替えや廃棄について指導をするように伝えます。レスキューはフェンタニルの舌下なので，過量投与に注意するよう伝えます。オピオイドの副作用である便秘，悪心・嘔吐は今のところコントロールされているようです。もともと脂質異常症がありますが，今は落ち着いていて経口薬だけで大丈夫そうです。

PT

入院中に歩行の訓練をしました。ふらつきはありますが，つたえ歩きは可能です。根治は無理だと知っておられますが，『やはり治りたい。歩くことは生きること』と言ってがんばっています。希望を支え続けたいと思います。

II

❹
在宅期

これまで前向きにがんばってこられた令和さんですが、今回の情報はさらにつらい内容だと思います。在宅の話が進んでいますが、今の状況を受け入れ、気持ちが在宅へ向かうかどうか気がかりです。

MSW

緩和ケアチーム
看護師

そうですね。実は主治医とは別に、今後、治療が難しくなったらどう対処するか、いわゆるアドバンス・ケア・プランニングについて話す機会がありました。本人から、「どこかで治療の限界は覚悟している。そのときは自分がやり残したことをして、あとは住み慣れた自宅で過ごしたい」と言っていました。

そうですか。ありがとうございます。それなら、在宅の方向をサポートしたいと思います。これから、令和さんや家族と面談して、今後の療養生活への意向や気がかりを確認しながら、令和さんたちと一緒に必要な手続きやサービスの調整を進めていこうと思います。お体の様子だと、電動ベッドやマット、車いすといった福祉用具と、訪問診療医や看護師たちによる医療サービスについても令和さんたちと検討していきたいと思います。

MSW

主治医
腫瘍内科
医師

それでは、△△医師への紹介状ですが、治療の経過は私が記載しますので、緩和ケアの経過や処方内容は緩和ケアチームでお願いします。訪問看護の指示書は私が書きます。

令和さんの申請の意向が明確になったら、できるだけ速やかに診断書を作成してください。先生、介護保険の主治医意見書の診断名は、がんだとはっきり書いてください。意見欄には、今後急速に状態が悪化する可能性が高いことを書いておいてください。

MSW

主治医
腫瘍内科
医師

そうですね。進行したがん患者は、お元気に見えても急速に悪くなりますよね。令和さんの残された時間も限られていると思います。多くの職種の協力により、在宅医療が実現できるように支援をよろしくお願いいたします。

キャンサーボード

　手術，放射線療法および化学療法に携わる専門的な知識および技能を有する医師や，そのほかの専門医および医療スタッフらが参集し，がん患者の症状・状態および治療方針等を意見交換・共有・検討・確認などをするためのカンファレンスのことをいう。

退院における看護師の役割[1]

　ある程度の規模の病院には，患者とその家族が在宅や地域で自分らしく過ごすことを支援するために，地域医療連携室，在宅支援外来，地域包括ケア病棟などの病院と地域をつなぐ役割を担っている場所がある。そこで働くのが退院調整看護師である。退院調整看護師は名前のとおり，患者の退院支援と退院調整を行う。退院支援と退院調整の定義は以下のようになっている。
　　退院支援：患者が自分の病気や障害を理解し，退院後も継続が必要な医療や看護を受けながら，どこで療養するか，どのような生活を送るかを自己決定するための支援
　　退院調整：患者の自己決定を実現するために，患者・家族の意向をふまえて環境・ヒト・モノを社会保障制度や社会資源につなぐなどのマネジメントの過程

《文献》
1）宇都宮宏子，三輪恭子・編：これからの退院支援・退院調整：ジェネラリストナースがつなぐ外来・病棟・地域.日本看護協会出版会，東京，2011.

退院における薬剤師の役割

　退院後に在宅になる場合，在宅患者訪問薬剤管理指導に対応できる保険薬局を探す手伝いをする。さらに保険薬局が決まったら，退院時共同カンファレンス等で入院中に使用していた薬剤情報や副作用情報などを保険薬局の担当薬剤師に伝え，病院で行っていた治療をシームレスに提供できるよう支援する。また，緩和ケアに携わる薬剤師は，日本緩和医療薬学会が態度教育に焦点を当てて開発した薬剤師向けの教育プログラム，PEOPLE（「Pharmacy Education for Oncology and Palliative care Leading to happy End-of-life」）プログラムなどを受講し，知識ばかりではなく態度を磨いて積極的に人々にかかわり，一人でも多くの患者や家族が幸せになれるように，患者の最期をリードできるように常に研鑽を積んでいる。

施設リハビリテーションと訪問リハビリテーションの相違点

　リハビリテーション専門職の活動は，運動療法の認可施設の場合と在宅患者を訪問する場合とで，その様相が大きく変わる。
　施設の場合を一言で表すと「高度，専門，分化」といえる。医学的リハビリテーションの特色は複数の専門職によるチーム医療であり，施設では理学療法士・作業療法士・言語聴覚士らが各々の役割分担とともに高度化を追求し，専門領域に分化している。しかも，日々の介入を積み上げて目標を達成するアプローチがとられる。
　これに対して訪問の場合は「スキルミクス」である。看護師のようにバイタルサインのチェックから入り，理学療法士のように基本的運動を実施し，作業療法士のようにADLや社会生活上の困りごとを解決し，言語聴覚士のように摂食の相談に応ずることもある。これを一人のリハビリテーション専門職が週1回程度の訪問で実施するので，その場での目標達成は困難である。むしろ訪問時は前回に出された課題のチェック，および，次回までの課題の提示というアプローチになる。

患者体験の物語 ②

患者の体験していることと思い

一般病棟に入院となり，主治医から画像検査の説明を受ける。

緩和ケア病棟については聞いていたが…。死の宣告って，こんな感じか。

緩和ケアチームの訪問で，ほっとして，涙が溢れてきた。

吐き気とお腹の張りは楽になったが，お腹の鈍い痛みは続いていた。

緩和ケア病棟では身体はもちろん，心のつらさも支え，家族のケアもしてくれる。

在宅は，訪問診療医や訪問看護師だけでなく，訪問薬剤師やヘルパーが来てくれる。

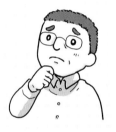

退院支援看護師とMSWにより介護認定を進めることとなった。

妻の体験していることと思い

緩和ケア病棟の入院相談の外来受診で，医師と看護師の面談を受けた。

在宅か緩和ケア病棟かは，まだ迷っていることを伝えた。

緩和ケア病棟は，大学病院にはなかった対応で癒された。

病棟が静かなのはいいけど，お父さんは寂しく感じるかなあ。

まずは在宅で考えたい。つらくなったら，緩和ケア病棟への入院でいいかな。

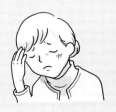

　一般病棟に入院となった。主治医（腫瘍内科医師）が病室に来てくれた。妻も横にいた。別室で，X線やCTの画像を見せながら説明してくれた。

　「検査結果を総合すると，これからお伝えすることは令和さんにとって厳しい内容になります。ゆっくり話しますので落ち着いて聞いてください。 💙　検査結果からわかったことは，がんがお腹全体に広がっているようです。がん性腹膜炎といいます。そのために腸に狭い場所ができて，腸閉塞になったと考えます。申し上げにくいのですが，肝臓への転移もたくさんみられます。治療は前回お話ししたように難しい状況です。今後の時間の使い方ですが，年単位でなく，月単位で考えていかれたほうがよいと思います。手術や抗がん剤ではなく，緩和的な治療を主体とするのがよいと思います。まずは今のつらい症状を緩和的な治療で和らげながら，どのような生活を送るかを考え，令和さんがやりたいことをお手伝いしていきたいと思います。そのなかで，どこで過ごすかということも重要になります。具体的には自宅で過ごすという方法と，緩和ケア病棟で過ごす方法があります。そのあたりのご相談を緩和ケアチームや退院支援看護師，MSWとさせていただきます」

　緩和ケア病棟については聞いていたが，現実的なものとなった。緩和ケア病棟ってホスピスだよなあ。死の宣告って，こんな感じか。死に場所を選べということか。

　その日の夕方，緩和ケアチームの医師と看護師，薬剤師が訪問してくれた。顔を見るとほっとして緊張の糸が切れて涙が溢れてきた。入院の経過とつらさを医師がねぎらってくれた。吐き気とお腹の張りは楽になったが，お腹の奥のほうの鈍い痛みは続いていた。主治医に痛み止めを提案してくれるとのことだった。ただし薬を飲めないので，持続皮下注射で医療用麻薬を入れてくれることになった。ステロイドや腸液を減らす薬も使うので楽になると保証してくれた。点滴の量も多すぎるので，減らす提案を主治医にしてくれるとのことだった。

📝 ワンポイントメモ

がん性腹膜炎

　主に消化器や婦人科のがん末期に起こる，腹膜にがんが転移した病態をいう。腹水がたまり，全身が衰弱していき，腸閉塞を起こすため，この状態になると予後は非常に悪くなる。対処法として，腹水を抜いたり，高カロリーの点滴を投与することがあるが，末期になると点滴を控えたほうが腹水の貯留が少なくなり症状緩和につながる。

緩和ケア病棟の役割

① 苦痛を全人的に緩和する
② 看取り
③ レスパイト：家族が疲弊したときに短期間の入院が可能である
④ 地域連携：在宅医療機関と連携して在宅ケアも推進している

💙 バッドニュースを伝える前に，患者の心の準備ができる声かけをする。

ホスピス

　緩和ケア病棟と同義語だが，キリスト教系の緩和ケア病棟をさす場合が多い。終末期がん患者の看取りの場とされ，ホスピス＝死のイメージが強い

② 療養先の選定

　身体の症状は楽になったが，今後，どこで過ごすかを考えるのは億劫だった。毎日，緩和ケアチームの看護師が病室に来てくれて丁寧に説明してくれた。このころから，妻と長女が率先して情報を得て，整理してくれた。

　まず，緩和ケア病棟は，家から車で15分くらいのところにあるそうだ。身体のつらさだけでなく，心のつらさも支えてくれる。また，家族もケアしてくれる。今の緩和ケアチームもそのようなことをしてくれているけれど。環境は家に近いらしい。とはいっても病院だよなあ。ボランティアもいて，音楽などのイベントもしてくれるとのこと。私は，まだ，鼻から管も入っているので，妻と長女が緩和ケア病棟の入院相談に行くことになった。

　在宅は，訪問診療医や訪問看護師に加え，訪問薬剤師やヘルパーが来てくれるらしい。早くから来てくれていれば楽だったのに，とあらためて思った。退院支援看護師とMSWが病室に来て，介護認定を進めることとなった。何かテキパキとして頼りがいがあると同時に，背中を押され早く追い出される気もした。

③ 緩和ケア病棟の入院相談（妻の心の声）

　入院相談の申し込みから1週間で受け付けてくれた。大学病院のMSWが仲介をしてくれて，緩和ケア病棟のある病院のMSWと連絡をとってくれた。外来受診の枠は普段，1カ月待ちだそうだが，急に空きができたそうだ。誰か亡くなったのかなあ。

④ 緩和ケア病棟の入院相談の外来受診（妻の心の声）

　落ち着いた部屋で，担当の医師と看護師が面談をしてくれた。主治医の紹介状とこれまでのX線などの検査結果を渡した。1時間も割いてくれた。**医療的な情報だけでなく，私や娘の気持ちにも寄り添ってくれて，大学病院にはなかった対応で，自分も娘も癒された。**❷病状や予後について尋ねられた。年単位でなく，月単位で考えておくようにと聞いていると伝えた。主治医の紹介状には，3〜6カ月と記載されていると知った。

　この面談の後，入院対象かどうかの判定の会議があるそうだ。抗がん薬の治療はできないとのこと。それは，よく理解していると伝えた。病室は満床で，空きができたら連絡があるそうだ。在宅か緩和ケア病棟かは，まだ迷っていることを正直に伝えた。病棟を案内され，

❷ 緩和ケアでは，患者のみならず，家族のケアも大切な役割である。

広い個室と明るいロビー，家族が寝泊まりできる部屋もあることを知った。静かなのはよい
が，お父さんは寂しく感じるかなあと思った。1日48,000円だけど，高額医療の控除により，
支払いは大学病院と変わらないと言われ，ほっとした。ただ，個室代は1日20,000円といわれ，
ドキッとした。何日間なら払えるかなあ。無料個室もあるそうだけど。まず，在宅で考えた
い。つらくなったら，緩和ケア病棟への入院でいいんじゃないか。

5 本人，家族の意思決定支援

妻　：大腸がんによる腸閉塞，肝転移もあって，これ以上の治療は難しいことは聞いてい
　　　ますが，ほかに治療方法はないのでしょうか。

長女：友人から，飲むとがんに効くという薬の話を聞きました。ネットでは，クリニック
　　　でもやっている免疫療法がよいと書いてあるのですが…。

緩和ケアチーム看護師：ご本人はどう思われますか？

本人：私も本やネットでずいぶん調べました。でも，先日主治医の先生に話したところ，
　　　否定はされませんでしたが，お金と時間をどう使いたいかと問われました。奇跡的
　　　に治ったというのは眉唾で，お金ばかりかかってしまうんじゃないですか。

緩和ケアチーム看護師：<u>お金ばかりかかってしまうのではないかと思われているのです
ね。</u>🖤③

本人：妻や娘がいろいろと考えてくれるのはうれしいが，今はいろいろな情報にあまり振
　　　り回されたくないですね。

【現在の令和さんの身体状況】

経口：とろみをつければ嚥下は可能，経口は味を楽しむ程度

栄養：点滴500mL　　　トイレ歩行：独歩で可能　　　排泄：自力で可能

🞧 カンファレンス場面②

意思決定支援，療養先の選定のカンファレンス

《参加職種》

緩和ケアチーム医師

①本人・家族の気持ちに配慮しながら，在宅へ向けて多職種の意見を取りまとめる

🖤③ 緩和ケアの傾聴では，こちらの価値観を押しつけるのではなく，言葉を反復することで本人の意思決定をサポートする。

緩和ケアチーム看護師

①どこで過ごしたいかの意思決定支援を行う

②在宅で過ごすことを支える多職種の調整を行う

③今後，起こる病状の変化を説明する

退院支援看護師

①在宅に向けて，ケアマネジャーの選定を行う

緩和ケアチーム薬剤師

①在宅に向けて保険薬局と連携して薬剤の調整を行う

②鎮静薬を中心に薬の使用に関する本人や家族の不安を解消する

病棟看護師

①在宅に向けて，家族に点滴の教育を行う

MSW

①介護保険の申請のサポートを行う

②在宅で必要な福祉用具の手配を行う

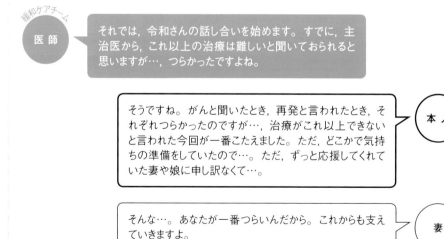

緩和ケアチーム
医 師
それでは，令和さんの話し合いを始めます。すでに，主治医から，これ以上の治療は難しいと聞いておられると思いますが…，つらかったですよね。

本 人
そうですね。がんと聞いたとき，再発と言われたとき，それぞれつらかったのですが…，治療がこれ以上できないと言われた今回が一番こたえました。ただ，どこかで気持ちの準備をしていたので…。ただ，ずっと応援してくれていた妻や娘に申し訳なくて…。

妻
そんな…。あなたが一番つらいんだから。これからも支えていきますよ。

長 女
（涙ぐみながら，うなずく）

看護師（緩和ケアチーム）　まだ，受け止めがたい気持ちもあるかもしれませんが，今後のお話をしてもよろしいですか。（意思決定支援のかかわり）

（うなずく）　**本人**　　**妻**　　**長女**

看護師（緩和ケアチーム）　今後，どこで過ごしていくか，ということを確認していきたいと思います。令和さん，いかがでしょうか。

本人　自分の家で過ごしたいですね。たくさんの思い出が詰まった場所ですから。家族には負担をかけるかもしれないけれど。

妻　…不安はありますが，がんばります。職場には介護休暇を出して，全力でみるつもりです。

長女　私も職場に聞いてみます。

看護師（緩和ケアチーム）　ご家族だけでなく，医師や看護師，薬剤師が自宅に行ってくれる方法があります。きっと，ご家族の気持ちのケアもしてくれると思います。

退院支援看護師　担当のケアマネジャーを決めて，そのケアマネジャーと一緒に，訪問診療の医師や看護師を選んでいきます。

病棟看護師　自宅での点滴の針を刺す練習は病院にいる間にしましょう。奥さん，娘さん，よろしくお願いします。

薬剤師（緩和ケアチーム）　点滴を自宅に届けてくれる訪問薬剤師のいる保険薬局を探すお手伝いをしますね。

MSW　具体的なサービスの利用にあたっては，介護保険の申請が必要になります。申請は平日になってしまうのでお仕事の調整が大変かもしれませんが，よろしくお願いいたします。主治医が作成する必要のある書類は，完成したら病院から担当課に提出いたします。また退院後の生活に支障がないように電動ベッドやマット，車いすを準備していきますが，ほかに心配なことや気がかりなことはありませんか?

Ⅱ

❹ 在宅期

これからどんなふうに体が弱っていくのか。それを私たちが支えられるかどうか…。 妻

緩和ケアチーム
看護師 飲み込むことが難しくなったり，トイレへ行くことがつらくなるかもしれません。ただ，これは個人差がありますので，そのときそのときに，訪問診療医や訪問看護師と相談することができます。

わかりました。よろしくお願いします。 妻

緩和ケアチーム
医 師 それでは，令和さんはご自宅へ戻って在宅ケアを行うという方針で進めたいと思います。奥さん，娘さん，よろしいでしょうか。

よろしくお願いします。 妻 長 女

■ カンファレンス場面 ③

退院前カンファレンス

《参加職種》

退院支援看護師

①退院前カンファレンスの司会・進行を行い，多職種と本人・家族の仲介を行う

緩和ケアチーム看護師

①退院前カンファレンスが円滑に進むようにサポートする

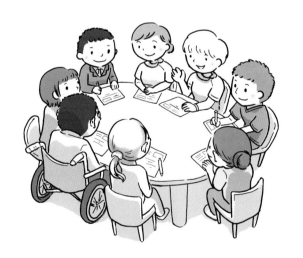

訪問診療医

①患者の病状の診断や苦痛緩和の治療を行う

②緊急時の連絡体制の確認を行う

訪問看護師

①身体の清潔ケアや排泄のサポート，症状緩和のアセスメントを行う

②不安を抱える家族のケアを行う

③緊急時の連絡体制の確認を行う

主治医（腫瘍内科医師）

①緊急時の再入院の確約を行う

緩和ケアチーム医師

①入院が継続となったときに緩和ケア病棟につなぐ

病棟看護師

①入院中の患者のアセスメント，プランを伝える

②退院の不安を軽減する声かけを行う

緩和ケアチーム薬剤師

①入院中の薬物治療についての説明を行う

ケアマネジャー

①在宅で使用する福祉用具の確認を行う

訪問薬剤師

①在宅へ薬剤を届ける

②在宅での服薬状況や副作用の確認，服薬のアドバイスを行う

訪問歯科医師

①歯周病を含めた口腔ケアを行い，誤嚥性肺炎を予防する

MSW

①在宅におけるほかの気がかりをサポートする

（ここでは多職種同士の連絡体制や本人の母親への配慮）

退院支援看護師：それでは，これから退院前カンファレンスを開きます。

緩和ケアチーム 看護師：こちらが訪問診療をしてくれる医師の△△さん。こちらが□□訪問看護ステーションの看護師の〇〇さんです。

訪問診療医：△△といいます。令和さん，よろしくお願いします。元消化器内科をやっていましたので，令和さんの病気のことはよくわかっているつもりです。痛みの緩和ですが，医療用麻薬の使い方には慣れています。先日，大学病院で開かれた緩和ケア講習会に参加したので，最新の緩和ケアの勉強もしました。訪問は自転車で行っています。クリニックはご自宅の近くです。訪問診療は，週1回の予定です。

訪問看護師：訪問看護師の〇〇です。私たち訪問看護師は週3回，ご自宅に参ります。ヘルパーは週3回参ります。もちろん，病状により，回数を増やすことは可能です。

主治医 腫瘍内科医師：お家にいるのがつらくなったら入院の体制を整えることはできます。1カ月後に外来を予約しておきましたが，もちろん，無理はしないで結構です。

緩和ケアチーム 看護師：お家で過ごすのは，ご家族の支えが必要です。ただ，ご家族の体も心も負担が大きいと思います。そのあたりも訪問看護師や医師に支援してもらえます。

訪問看護師：ご家族のつらさもお家でゆっくり聞かせてください。

訪問診療医：あとは，緊急時の連絡体制も重要です。

訪問看護師：まず，症状の変化や困ったことがあれば，私たち看護スタッフの誰かが，携帯電話で24時間対応します。状況により，訪問診療医に連絡します。電話で解決しないときは，私たちが実際に訪問させていただきます。とにかく，何か起こったときは落ち着いて，救急車は呼ばずに，私たちに連絡をしてください。そして，万が一，入院が必要でしたら，こちらの救急外来を受診させていただきます。

緩和ケアチーム
医師

入院が必要になったときですが，令和さんは◇◇病院の緩和ケア病棟にも入院予約をされています。夜間や土日などの緊急時は，まず，当院に来られて入院していただきます。もし，入院の継続が必要となりましたら，緩和ケア病棟への転院も考えていただきます。もちろん，緩和ケア病棟側のベッドの空き状況にもよります。♥

病棟
看護師

もし，今回の退院が不安でしたら，まず外泊してみましょうか。そのときも訪問看護師がご自宅に行くことは可能です。⑤　いかがでしょうか。

お話を聞いていると大丈夫な気になってきました。外泊ではなく，退院でお願いします。あなたもいいわよね。

妻

退院でお願いします。

本 人

緩和ケアチーム
薬剤師

緩和ケアチームの医師からお話があったように，医療用麻薬の主体は貼付剤です。以前は3日に1回貼り替えるタイプでしたが，先日から1日に1回貼り替えるタイプです。このほうが在宅では，ご家族が間違えにくいと思います。痛いときは，レスキューといって，素早く効く薬を使います。舌下投与ですから，飲み込まないで舌の下に置いてください。すぐに溶けます。4時間空けて，1日4回まででお願いします。それ以上回数が増えたり，効きが悪いようでしたら，訪問薬剤師か訪問看護師に連絡をしてください。

わかりました。

妻　　長 女

ケアマネジャーの○○です。よろしくお願いします。電動ベッドやマット，車いすは，ご自宅に届いていますか？

ケア
マネジャー

はい。届いています。2階に寝室があったのですが，1階のリビングにベッドを置いて，家族がすぐに顔をみることができるようにしました。

妻

Ⅱ
❹
在
宅
期

♥④ 緩和ケアにおいて，在宅療養での不安は緊急時の対応である。その対応方法がわかっていることは重要である。
♥⑤ 在宅療養への移行で不安があるときは，試験外泊も安心につながる。

本人：プライバシーがない気がするけど（笑）…，今の状態だとそのほうが安心です。

訪問薬剤師：ご自宅に伺う薬剤師の〇〇です。週1回お薬や点滴をご自宅へお持ちします。薬のことで心配事があれば，何でも相談してください。もちろん，薬以外の相談も歓迎です。訪問診療医や訪問看護師たちとチームでかかわりますから安心してください。

訪問歯科医師：訪問歯科医師の〇〇です。令和さんは義歯があり，歯周病もあるので，定期的な口腔ケアが必要です。私が行くか，私のところの歯科衛生士がお口のケアに参ります。しっかりと綺麗にしておかないと，誤嚥性肺炎の原因にもなります。嚥下，つまりうまく飲み込めるかどうかも大切です。そのお手伝いもします。必要があれば機能検査も行います。また，義歯が合わなくなったら，遠慮しないでおっしゃってください。よろしくお願いします。

MSW：これまで何度も面談に来ていただき，ありがとうございました。確認になりますが，在宅では，多くの専門の医療者がサポートしていきます。医療サポートチームの窓口は訪問看護師になります。在宅チームのメンバーは，情報が共有できるように，携帯電話やSNSで連携をとっていますので，ご安心ください。ほかに何か気がかりなことはありますか。

本人：実は，家にいる母親に病気のことを詳しく伝えていないのです。がんだとは知っていますが…。こんな状態で帰るとは思っていないので。

妻：この前，お義母さん，「あんまり長くないみたいだねえ」って言っていたわ。

MSW：ご自宅で一緒に過ごされれば，令和さんのお体の変化には気づかれると思います。ご家族のどなたのことでも構いませんので気がかりがあれば，私たちの相談室に連絡をください。また，ご自宅の様子を把握しやすい訪問看護師に，伝え方を一緒に考えてもらうこともできると思いますが，訪問看護の〇〇さん，いかがでしょうか。

訪問看護師：もちろんです。一緒に考えていきましょう。

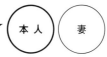

退院支援看護師　ほかには何か気になっていることはありませんか。

いろいろとお話しできて安心しました。
よろしくお願いします。

本人　妻

ワンポイントメモ

在宅への移行プロセス

- 病院の退院支援部門（看護師，MSW）へ連絡し，連携する
- 患者や家族の情報提供を行う
- ケアマネジャーと共に，訪問診療医，訪問看護師，訪問薬剤師を決定する
- 申し送りとともに退院前カンファレンスを開催し，最終確認を行う

在宅緩和ケアを実現するための要点

① 在宅緩和ケアに慣れた訪問診療医，訪問看護師，訪問薬剤師を選定する
- 症状緩和が可能か（特にオピオイドの使用に慣れているか）
- 緊急時の連絡体制が整っているか
- 家族のケアを行ってくれるか
- 家族へ看取りの準備のサポートをしてくれるか
② 緊急時の入院先を確保しているか
③ 在宅ケアを実現する医師と看護師，薬剤師の協働
- 訪問看護師の活動範囲を確認しておく（ほとんどの処置やケアが可能である）
- 医師の指示書に従って，看護師，薬剤師，リハビリテーション専門職はケアする

訪問診療と往診

　「訪問診療」は，患者が平穏に療養生活を送れるよう，あらかじめ立てた診療計画をもとに，同意を得て定期的に居宅で診療を行うもので，在宅医療の基本的な業務といえる。通常，患者のもとに月2回程度の割合で定期的に訪問し，診療，治療，薬の処方，療養上の相談，指導などを行う。

　一方「往診」は，急変時などに患者や家族の要望を受けて不定期に行う在宅医療のことである。夜間・深夜・緊急時に患者から要望を受け往診を行った場合には，診療報酬上加算が取れる。

訪問歯科医師

　主たる診療を外来に置いている場合と訪問診療に置いている場合がある。また，訪問で対応可能な内容も歯科医師によって異なり，口腔ケアや義歯の治療といった侵襲が少なく大がかりな機器を要しない治療を行う歯科医師，抜歯や修復（虫歯の治療）など侵襲があったり大がかりな機器を用いる治療が可能な歯科医師，さらには嚥下内視鏡検査を利用し在宅でも専門的な摂食嚥下リハビリテーションを行える歯科医師などさまざまである。

II

❹

在宅期

患者体験の物語 ③

患者の体験していることと思い

久しぶりに家に
帰ってきた。
やはり家はいい。

訪問看護師がやって
きた。明るくて，ベテ
ランで信頼できそう。

訪問診療医も来てくれた。
在宅専門だそうで，年齢
も近く，気が合いそう。

妻と共に，高校
に最後の挨拶に
行った。

薬剤師もやってきた。
点滴や薬を届けてく
れて助かる。

担当クラスの教室に入る
と懐かしいにおいがした。
生徒たちの成長を感じた。

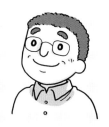

生徒たちを前に挨拶。
いのちの授業。最後
に大きな拍手が起こ
った。晴れやかな気
持ちだった。

1 在宅へ

久しぶりに家に帰ってきた。やはり家はいい。今回は緊急入院だったので，書斎はもとの
ままだった。明日，訪問看護師がやってくる。訪問診療医は消化器内科医だったそうで，私
の病気を考えると頼りがいがある。ただ，妻や長女からは緊張感を感じる。慣れない点滴も
あるし…。でも，痛み止めは退院処方でもらったから，ちょっと安心。

2 在宅療養の開始

訪問看護師がやってきた。明るい人だ。だいぶベテランらしく，信頼できそうだ。月・水・
金の3回の予定で訪問してくれる。**落語が好きなことも知っていた。** 🩵　痛みの確認もして
くれた。今のところ，レスキューという薬を使わずに過ごせている。自分だけでなく，妻や
長女への声かけをして気遣ってくれているようだ。ありがたい。

翌日，訪問診療医も来てくれた。訪問は自転車。クリニックも近いので安心だ。今は，在

🩵　患者が人生で大切にしていることを共有することは重要である。

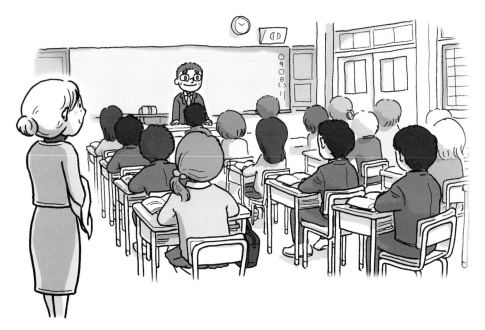

最後の授業

宅専門でやっているそうだ。年齢も自分と近く，彼とは気が合いそうだ。

　薬剤師も来てくれた。点滴や薬を届けてくれて助かる。ただ，届けるだけでなく，しっかりと病状を聞いてくれる。薬剤師から医師への提案もするそうだ。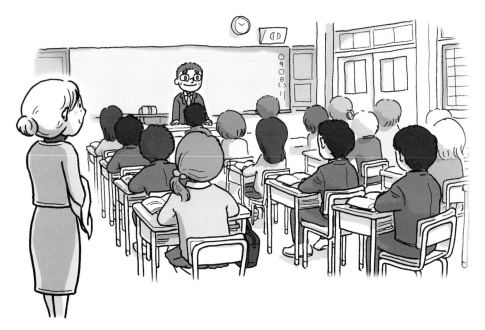

③ 最後の登校

　仕事のことが気になっていた。1年生の担任をせっかく任されていたのに，緊急入院となり，校長に電話で病状を伝えたっきりで終わっていた。家に帰ってから，体調はいい。妻と共に，高校に最後の挨拶に行った。校長から「代理の担任ががんばっているから心配するな」と言われた。国語の授業の引き継ぎも行ったが，あっけなく終わった。自分のやってきたことは，この程度だったのかと思うと寂しくなった。生徒にも挨拶をしなければと思った。代理の担任教員が生徒との時間を30分ほどつくってくれた。

　教室に入った。懐かしいにおいがした。ほんの1カ月前までここに立っていたのだ。生徒たちは，少しの間に成長した気がした。大きく息を吸い込んで，話し始めた。

　「私は，がんという病気です。がんというと怖いかもしれません。でも，ちゃんと治療すれば治る病気でもあります。私も，がんばって闘ってきました。しかし，残念ながら，私のがんは進んでしまいました。残された時間も限られているようです。私は国語を教えてきま

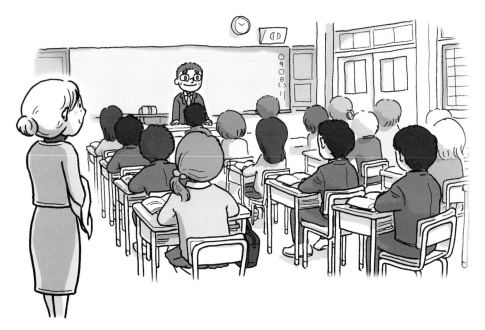 訪問薬剤師も病状について把握し，チームで共有する。

したが，今日はいのちの授業をしたいと思います。死ぬことは正直怖いです。でも，死ぬことを考えたとき，見えてきたこともあります。何気なくしている，歩くこと，話すこと，笑うこと，悲しむことがすべて素晴らしいことだということです。私は，朝，太陽が昇る瞬間にもうれしくて涙がこぼれることがあります。当たり前に思っていたことが，そうではなく，ありがたい，尊いものだと感じることができるようになりました。そんないのちを皆さんも大切に生きてください。皆さんには無限の可能性があります。皆さんが大人になったとき，会うことはできませんが，どこかで見守っています。今日までありがとう」

　大きな拍手が起こった。涙をためている生徒もいる。**私は晴れやかな気持ちだった。何かバトンを渡した気がした。**⑧　妻は静かにうなずいていた。

４　在宅での症状の変化

　腹部の痛みに対して，フェンタニル貼付剤が少しずつ増えていった。訪問診療医と訪問看護師，訪問薬剤師で連携をとってくれて助かっている。LINEのようなサイボウズというアプリで連絡をとっているようだ。

✚ さらに学んでほしいこと

１ がん患者の消化器症状の緩和に関するガイドライン（2017年度版）
【腸閉塞の症状緩和】
- 胃液・腸液のドレナージ（胃カテーテル，イレウス管）
- 疼痛緩和：医療用麻薬（オピオイド）の選択。悪心・嘔吐，便秘の副作用の少ないフェンタニルが第一選択薬
- 輸液の減量：急性期および回復可能な腸閉塞では大量輸液が行われるが，がん性腹膜炎，悪液質での腸閉塞には輸液量を減じる必要がある
- オクトレオチドの使用：腸液の再吸収，減少が期待できる。奏功すれば胃カテーテルの抜去も可能で，経口摂取も可能となる
- ステロイド：腸閉塞の閉塞部位の浮腫の軽減，全身倦怠感の軽減，食欲の増進，気分の高揚などの効果が期待できる

２ イレウスと腸閉塞
　イレウスとは，腸管麻痺により腸管蠕動が低下する状態であり，腸管内の炎症・汎発性腹

---

⑧ 患者がやっておきたいこと，やり残したことをサポートすることも緩和ケアの大切な役割である。

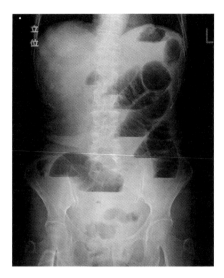
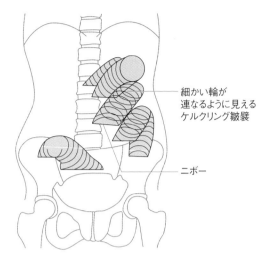

細かい輪が
連なるように見える
ケルクリング皺襞

ニボー

写真Ⅱ-4-1　腹部単純X線検査（立位像）
腸閉塞では，腸管内のガスと液体の貯留による鏡面像〔ニボー（niveau），
air-fluid level〕が認められる。また，拡張した腸管にケルクリング皺襞が
認められることで，この腸管が小腸であることがわかる。

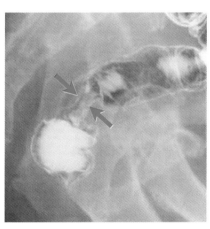

写真Ⅱ-4-2　注腸検査画像
注腸造影で直腸がんによる狭窄が
アップルコアサインとなり，その
病態が明瞭に描出される（矢印）

膜炎・上腸間膜動脈閉塞症・腸管壊死が原因としてあげられる。

　腸閉塞とは，腸管内腔が閉塞する状態であり，がんなどの腫瘍や異物による閉塞と，さま
ざまな原因で起こる絞扼による閉塞（絞扼性腸閉塞）がある。絞扼性腸閉塞は腸管閉塞によ
る血流障害を伴う。

　腸閉塞に関係する画像診断（**写真Ⅱ-4-1**），注腸検査画像（**写真Ⅱ-4-2**），直腸がん肝
転移のCT画像（**写真Ⅱ-4-3**）を示す。

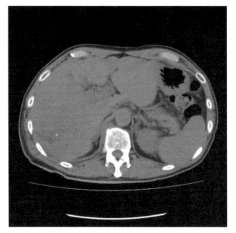

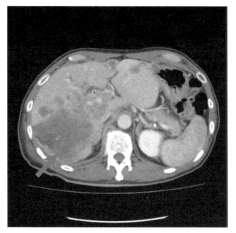

a：単純CT像　　　　　　　　　　　b：造影CT像

写真Ⅱ-4-3　直腸がん肝転移のCT画像
単純CTでは転移部は不明瞭であるが，造影
CTでは転移性腫瘍は辺縁が分葉した腫瘤と
して描出される（矢印）

Ⅱ

❹
在
宅
期

看取り期

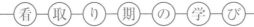

- 多職種で支える患者や家族の望み
- 終末期に起こる患者の身体的変化
- 自宅で患者が最期を迎えること

事例の説明

患者：令和太郎さん，58歳，男性，直腸がん

現在の状況
- ADL：ベッド上（かろうじてギャッチアップ坐位可能 → 寝たきり）
- 水分栄養補給：CVポート，経口摂取はごく少量
- 排泄：尿路カテーテル管理（神経因性膀胱），排便はベッド上でおむつ使用
- 薬剤：フェンタニル貼付剤，舌下錠（レスキュー），睡眠導入薬
- 入浴：訪問入浴
- 介護保険申請：要介護4に認定

家族の状況

妻	57歳，介護休暇取得中
長男	26歳，別居，公務員（地元の市役所勤務），結婚して2歳の女児がいる
長女	24歳，同居，高校の教員
両親	父は心筋梗塞で他界（75歳）
	母は79歳，同居，年金暮らし
妹	50歳，近隣在住，既婚（夫は単身赴任中，子どもはいない）

患 者 の 体 験 し て い る こ と と 思 い

妻が休んで介護して
くれるが，いつまで
大丈夫なのだろうか

就職したばかりの
子どもたちに不自
由をかけるのが心
苦しい

経済的な面は
大丈夫なのか

娘の結婚まで生
きていられるか

孫の七五三を
みられるか

また，ちゃんと
食べられるよう
になるのか

母にも心配を
かける

家族とゆっくり
と過ごす時間が
とれた

自分でトイレに
行きたい

歩けるぐらいの
状態になるの
だろうか

カテーテルでなく
自分で尿を出したい

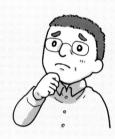

また強い痛みが
出るのだろうか

眠っている時間が
増えてきた

妻 の 体 験 し て い る こ と と 思 い

なにを食べたいと
思っているのかしら

これから先，なにが
起こるのかしら，なに
が自分にできるのか

看護師さんが
教えてくれたこ
とがちゃんとで
きるかしら

心地よいと思えることは
なんで もしてあげたい

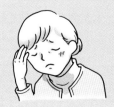

夫の介護を一人で
こなすのは無理が
あるみたい

訪問してくれる看
護師や医師たち
が支えてくれる

■+ トータルペイン

身体的苦痛

- 予後予測：短めの週単位，いまが一番よい状態
- 栄養：中心静脈からの水分栄養補給と少量の経口摂取
- 痛み：フェンタニル貼付剤（肛門痛，腰痛）
- 排泄：尿路カテーテル管理，おむつによる排便管理
- 気道分泌：問題なし
- 意識：クリア
- ADL：立位歩行不能，ギャッチアップ程度（腰椎転移）

心理的苦痛

- 不安：どんどん悪くなるばかりなのだろう
- いらだち：自分でできないことに対する情けなさ
- 恐れ：父は心筋梗塞であっという間に亡くなったが，自分はどうなっていくんだろう
  寝返りも打てなくなるのだろうか
  飲み込みもできなくなるのだろうか
- 孤独感：死ぬときはやっぱり一人だな

社会的苦痛

- 親として，夫としての役割が果たせない
- 葬儀のときには教え子にも見送ってほしい

スピリチュアルペイン

- 母を残して逝くこと
- なぜこんなに早く死ぬことになったのか，父の年齢を超えることができないのはなぜか
- なぜこんなに苦しい思いをするのか
- いつその日がくるのか，死んだらどうなるのか

■+ 患者体験の物語

　だいぶ長い期間，家で過ごすことができた。最後の登校日に生徒たちに自分のことを話すことができて本当によかった。そして，家族とゆっくりと過ごす時間がとれたことも。何もしていないのになんだか疲れて眠っている時間が増えてきたな。1日のうちどのくらい寝ているのだろう。妻か娘に話しかけられて，ようやく目が覚めるなんて不甲斐ない。しかし，寝たきりの生活になったのち，妻がずいぶんとがんばってくれているが，大丈夫なのだろうか。仕事も休んでしまっているし，経済的な面で大丈夫なのか心配だな。幸せを感じる反面，申し訳なさも感じる。おしっこの管も入ったままだし，おむつも当てられて，汚れたら妻が替えてくれる。申し訳ない。こんな状態で，あとどれくらい生き延びるのだろうか…。トイレだけでも自分で行けたらどんなに気持ちが楽になるだろう。また，歩けるくらいになるといいけれど，食事もあまり喉を通らないし，体力も衰えている。どんどん身体からエネル

ギーが抜けていく感じがする。また，食べられるようになるのだろうか。幸い，痛みは強く
ないことが救いだ。しかし，いつまた激痛が来るかもしれないし，不安だ。

　息子もたまには顔を見にきてくれて，週末には一緒に食事を囲んでくれているが，小さ
い子どももいてお嫁さんも気苦労が多いのではないだろうか。来年は孫が3歳で初めての
七五三か…，見たい。娘の七五三を思い出すな。可愛かった…，本当に。娘も就職したばか
りなのにこんな寝たきりの父親で…。本当は授業づくりや生徒指導のことをいろいろと教
えてあげたい。困っていることを聞いてあげたい。でも，そんな話もままならない。24歳
になるのに恋人の一人もいないのだろうか。花嫁姿も見たいし，それまで生きていたい。

　母さん，80歳まで長生きしてくれているのに息子が先に逝くなんて，親不孝だな。ごめん。
親父，どうして俺を先に選んだ。親父より生きていないよ，なんでだよ。もっと生きていた
かった。ああ，一人で死んでいくんだ，…孤独だな。こうなって初めてこんな気持ちになる
ことがわかったよ，親父。もうすぐ親父のところに行くよ。いっぱい文句を言ってやる。そ
して，俺を育ててくれたことの感謝も伝えなきゃな。幸せな人生だったって。ああ…眠い…
眠いな…。

✚ 家族での話し合い；妻の語り

　私は休暇をとったので，できるだけ一人で夫を介護したいと思っているけれど，訪問看護
師さんに言われたの。「ベッドの上で身体を動かすだけでも大変で，下の世話とか食事の世
話とか，家族だけではすぐに無理がくる。介護保険を利用して，自分たちだけでなくヘルパ
ーさんとかも早く頼みましょう。入浴については介護入浴サービスを手配してある」って。

　そのことを子どもたちに話したら，息子は「親父には少しでも長生きしてもらいたいし，
いろいろな応援を頼んで，みんなでがんばろう」と言ってくれて，長女も「それがいいわ」って。
本当にうれしかった。お父さんの妹も，「私もできるだけ顔を出すわ」って言ってくれた。
こういうときに家族のありがたみを感じるなんて。お父さん，私たちの子育ては間違ってい
なかったわね。訪問看護師さんにすぐ連絡しましょう。

　**訪問看護師さんからは「受けることができるサービスはどんどん受けましょう。ヘルパー
さんだけでなくて，デイサービス，ショートステイなども利用しましょう。大変なところを
専門家にまかせて，できるだけ家族との時間をとりましょう。皆さんにとっても大切な時間
だから」と言われた。**💜　こんな状況で，家で過ごすことがどんなに大変かと思っていたけ

💜 患者と家族がより安心して過ごせるよう，介護保険などの制度や，さまざまな医療サービスを提供することも緩和ケアの重要
　な役割である。

れど，今はこんなにサービスが使えるようになっていて本当にありがたい。

　訪問診療をしてくれる医師からは「気丈にふるまっていますが，今でも本人にとっては大変つらい状態です。**私にできることは "痛い" といった体の状態をできるだけ和らげ，お話を聞くことです。みなさんも気づいたことがありましたらお話しください**」と説明があった。♥❷
訪問診療をしてくれる医師がこんなに優しいことは本当に救いになっている。「**みなさんに心配をかけないようにと我慢をする患者さんも多いですから。点滴のこと，在宅酸素のこと，いろいろなことは訪問看護師さんだけではなく，私にもご相談ください**」と言ってくれた。♥❸

　なんでも言っていいんだと，少し気が楽になった。

　とりあえず，できるだけのことをしよう。難しいことがあったり，夫に負担がかかるようなことがあったら，専門家に相談しようと家族で相談しました。みんなが手伝ってくれる。お父さんたら「ありがとう」だって。看護師や医師たちに「お世話になりました」なんて言うから，なんだかお別れみたいでつらかった

✎ ワンポイントメモ

デイサービス（通所介護）

● 要介護状態となったとき，施設に通い受けられるサービス
● 自宅より施設へ送り迎えのもと，入浴・排泄・食事の介護のほか，機能訓練も受けられる。レクリエーションとして，書道・陶芸・生け花・リズム体操などのサービスもある

ショートステイ

① 短期入所生活介護
　● 要介護認定者を対象とした施設への短期間入所
　● 利用者の心身機能維持と介護する家族の身体的・精神的負担を軽減する意味があり，入浴・排泄・食事の介護や日常生活の世話を行い，機能訓練も行う
② 介護予防短期入所生活介護
　● 要支援者を対象とした施設への短期間入所
　● 個室型，多床型などさまざまな入所形態がある。サービスは要介護者と同様である

♥❷ 全人的苦痛のなかでも，身体的苦痛の緩和は優先的に取り組む必要がある。
♥❸ 家族のなかには，悩みを誰に話せばよいのか判断に迷う人もいる。「いつでも，どのような質問でもお受けしますよ」と伝える姿勢も大切である。

カンファレンス場面

カンファレンス参加職種とそれぞれのかかわり

《参加職種》

訪問診療医

❶ これから起こるであろう症状の変化に対して，どのようにスタッフと協働したらよいかを話し合う

❷ 訪問看護師との連携

● 現行の処置とこれから予測される処置に対して指示は十分か確認する

● 訪問看護計画を確認する

● 訪問リハビリテーションの手続きについて確認する

❸ 輸液・薬剤の管理

● 訪問薬剤師，家族との協力体制を整える

❹ 看取りに際して

● どこで最期を迎えたいかを本人と家族に確認する。選択肢を提示しつつ希望を叶える方法を探る

● DNARについて確認する

● 死亡時刻を確認し，死亡診断書を作成する

✎ ワンポイントメモ

DNAR（do not attempt resuscitate）

● 試みても有益ではない心肺蘇生を行わない医療行為

● がんや慢性疾患の終末期などで患者が尊厳死を希望し，自然な死を迎えること（自らの意思）を表明しているとき，心肺蘇生は行われない

● がんや非がんの末期，老衰では心肺蘇生が有益ではなく，かえって患者の負担になる。高齢社会を迎え，最期のときに心肺蘇生をするか，DNARを選択するかというケースが増えることは必至である。患者が尊厳ある自然な死を迎えることを支えるため，家族だけでなく医療者も考えていかなければならない

訪問看護師

❶ 訪問看護計画を策定する

❷ 指示を受けた処置を遂行する

● HOT（在宅酸素療法），褥瘡処置，嚥下訓練，末梢からの点滴となったときの管理

● ベッド上の生活からくる関節拘縮の予防（訪問リハビリテーションの導入）

❸ 家族の負担を減らすため，ヘルパーの導入を考える

訪問看護計画

● ケアプランをもとに利用者の希望・心身状態・主治医の指示をふまえ，ケアの目標，目標達成のためのサービス内容・訪問日を決めること。

● 計画にあったては，利用者・家族への十分な説明を行い，利用者の同意を得ることが必要。

別紙様式1 　　　　　　　　訪問看護計画書

ふりがな 利用者氏名		生年月日	年　　月　　日（　　）歳
要介護認定の状況	自立　　要支援（　1　2　）　　要介護（　1　2　3　4　5　）		
住　　所			

看護・リハビリテーションの目標

年 月 日	問　題　点　・　解　決　策	評　価

衛 生 材 料 等 が 必 要 な 処 置 の 有 無　　　　　　　　　有　・　無

処置の内容	衛生材料（種類・サイズ）等	必要量

訪問予定の職種（※当該月に理学療法士等による訪問が予定されている場合に記載）

備考

上記の訪問看護計画書に基づき指定訪問看護又は看護サービスの提供を実施いたします。

年　　月　　日

事業所名
管理者氏名　　　　　　　印
殿

（厚生労働省：訪問看護計画書等の記載要領等について．令和2年3月27日．より）

- 食事介助，入浴介助，食事の提供，介護入浴サービス

❹ 看取りに際して

- 最期を迎える場所やその希望があるか，コミュニケーションをとりつつ聴取する
- DNARの承諾を得ていた場合，家族の役割を指導（確認）する
- 死亡時刻を確認する
- 医師への連絡（同時に医師が到着していれば，死亡時刻は医師が確認）
- エンゼルケア（p105参照）を家族と共に行う（葬儀社への連絡を指示する）

✎ ワンポイントメモ

HOT（home oxygen therapy；在宅酸素療法）の導入

- 酸素濃縮装置を用い，在宅で酸素吸入を行う治療法
- チアノーゼ型先天性心疾患，高度慢性呼吸不全，肺高血圧症，慢性心不全が適応になるが，神経疾患，がん，低酸素血症を呈する場合など，終末期医療における症状緩和にも用いられる

訪問薬剤師

- 処方を患者に届ける
- 輸液について意見を伝える
- フェンタニル貼付剤の使用法を指導する
- レスキューの使い方を説明する
- 残薬の確認をする
- 薬に関する質問に対応する
- 薬剤の効果と副作用についてアセスメントする

訪問リハビリテーション

- 患者の希望をかなえる（心地よさを求めた）リハビリテーション → 患者の能力に沿ったリハビリテーションをする
- 廃用症候群の予防 → 1日1回でも立位になる
- リハビリテーションを継続することで，患者は見捨てられ不安から緩和される
- 拘縮予防は同時に全身倦怠感の緩和になりうる

ヘルパー

- 家族の負担軽減のための援助をする：食事の準備，食事介助，入浴介助，排泄介助

II
❺
看取り期

終末期リハビリテーション

　わが国では，リハビリテーションが病院の片隅で実施されている機能回復訓練を意味すると考えられがちである。しかし，英語のrehabilitationの語義は「全人的復権」であり，機能回復のみを意味するのではない。

　終末期リハビリテーションの主たる目的は，患者に心地よいケアを提供することである。倦怠感の緩和による身体的心地よさ，不安や恐怖の緩和による精神的心地よさも含まれる。リハビリテーション介入に特徴的な，定時刻・定時間・担当制という治療構造を遵守すること自体が，患者の社会的苦痛を緩和する方法でもある。さらに，介入中のセラピストの傾聴が患者のスピリチュアルな苦痛を緩和できる場合もある。

廃用症候群 (disuse syndrome)

　1964年にハーシュバーグ (Hirschberg GG) が最初に報告した臨床概念。筋萎縮，関節拘縮，代謝障害，循環障害，括約筋障害，心理的退化など，長期安静臥床による発生が指摘された。その後の研究により，褥瘡の発生1～2時間，骨萎縮の発生7～8時間などから「長期」は否定されている。その原理は主として2つで，安静は不使用な環境による使用不可能状態，および，臥床は重力刺激の減少による症候発生を示す。前者には皮膚萎縮や体力低下などがあり，後者には筋骨格の脆弱性や起立性低血圧などがあるが，臨床的には2つの原理の混合もあり得る。近年は生活不活発病ともいわれる。

見捨てられ不安

　社会的苦痛 (social pain) の一つである。

　ソンダース (Saunders C) の提唱したトータルペインには，身体的・心理的・社会的・スピリチュアルな側面がある。社会面では，金銭にかかわる経済的課題，あるいは，家族や友人・知人との人間関係の問題が代表例とされるが，いずれも人間が社会的存在であることを反映している。換言すると，他人との関係の喪失，つまり，孤立状態が社会的死亡を意味することから，そこに至る社会的痛みの存在がわかる。これまで当たり前の関係を結んでいた世間から見捨てられ，「誰にも自分の存在を認められていない」状態に陥ることを漠然と恐れる状態を"見捨てられ不安"という。

訪問診療医のクリニックにおける定例カンファレンスの場面

訪問診療医　令和さんは直腸がんで骨転移，骨盤内再発をしています。一度腸閉塞が起こっているので再発の可能性はあります。週単位の予後が予測されます。大腸からの出血があると，日単位の可能性もあります。

訪問看護師： 現在，寝たきりで食事はほんの少しとれるといった状態です。CVポートより1,000kcalの高カロリー輸液を行っています。

訪問薬剤師： 輸液管理については，薬剤を定期的に届けていますが，家族も輸液トラブルはないと話しています。

訪問看護師： 排泄に関しては膀胱留置カテーテルとおむつを使用しています。フェンタニル貼付剤で痛みは緩和され，睡眠導入剤で良眠できています。CVポートの管理も家族が上手にできているようです。

訪問薬剤師： 睡眠導入剤はOD錠もあるので，嚥下に問題が出てきた場合には変更して継続もできます。今のところ大丈夫そうですね。レスキューは舌下錠なので，口腔内の保湿を保つようにお願いします。

訪問看護師： 訪問時に口腔内の状況を観察して家族にも口腔ケアを指導します。
ところで，自然の看取りが前提ですが，もしものときの救急対応については，家族への説明はどうなっているのでしょうか。

訪問診療医： 令和さんは救急搬送を希望されていません。自分の病状を理解し，家族にも「いのちはもうすぐ終わる」とお話になっており，いよいよのときには家族に見守られて最期を迎えたいと意思を表明されています。死んだ後の面倒なことの整理や名義の書き換えも済ませたとのことです。DNARについてはこれから本人と家族に再確認します。

訪問看護師： パンフレットで説明していますし，家族も見返しているようなので，理解しているようにも見えますが，もう一度，お気持ちの変化があるか，確認する必要はありますね。

訪問診療医： そうですね。確認しましょう。

✚ 妻 の 語 り と 最 期 の 場 面

1 訪問診療医から，いよいよのときの説明；妻の語り

　今日は訪問診療医がパンフレットで，最期の経過を説明してくれた。最期のときに向かって毎日，さまざまな変化があるらしい。私たちが，そのことを見守っていかなければならない。

　パンフレットによると，いよいよとなったときには，眠る時間が長くなり，飲み込みが悪くなってむせたりするって。それから，痙攣したり，苦しそうな声を出すことがあるみたい。でも，意識がはっきりしなくなっても，声は聞こえているんだって。だから，わからないと思っても，耳元で話しかけてあげたい。それと，口元を好きな飲み物で潤してあげるのはいいことだと言われたから，やってあげたい。お酒を飲ませてあげようかな。音楽を流すのもいいって言われた。落語を流してみようかな。心地よいと思えることは何でもしてあげたい。先生もそれでいいって言ってくれた。お父さんにしてあげられることがあってうれしい。子どもたちとも相談しよう。

ワンポイントメモ

終末期の対応におけるパンフレットの活用

　終末期対応の際に活用するパンフレットは，身近な人の人生の最期に寄り添う人たちのためのものである。つらい時間を家族が乗り越えられるよう情報提供することを目的としている。『旅立ちのとき』は，希望と人生の最期の日々について考え，死の前に現れる身体的・精神的な症候について説明している。死を迎えようとしている人に寄り添うとき，途方に暮れてしまうことがあるだろう。そこで，どのようにかかわればよいのかを提案している。

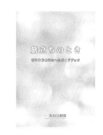

恒藤暁・監：旅立ちのとき；寄りそうあなたへのガイドブック. ホスピス財団, 大阪, 2015.

---

2 最期の場面（看取りの日）

　「お父さん，お父さん！」。昨日から下がってきた血圧が，今日はもう測れない。おしっこも出ていないし，呼ぶと目を開けてくれるのになんだかどこを見ているのかわからない…。ああ，お父さんじゃないみたい。どうしよう，お父さんが，お父さんが，どこかに行ってしまう！ここにいるのにどこかに行ってしまう！

　子どもたちには昨日から家に泊まっていてもらってよかった。家族みんなでお父さんを囲んで見送ることができる。お父さん，今までありがとう。

　長男「親父の大好きな落語は聞こえたか！」

　長女「最期まで家にいられてよかった」

　母　「…（言葉にならない悲しみ）」

　妹　「がんばったね。おつかれさま」

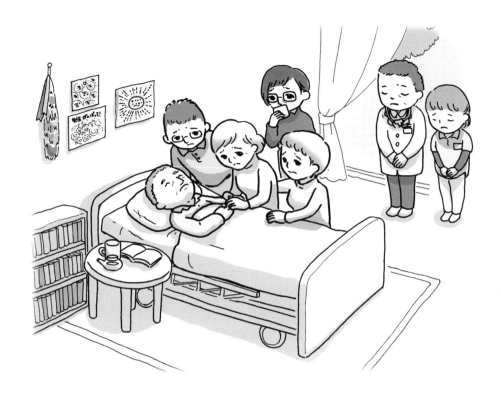

18時00分～：妻「お父さん，口元を少し湿らそうね。お義母さんもしてあげて」
　　　　　　みんなが代わる代わる令和さんのところに来て声をかけている。妻は「本
　　　　　　当にいい時間。このまま，　時間が止まってしまえばいいのに」と感じてい
　　　　　　た。

18時30分～：呼吸が止まる時間がだんだん長くなってきている。みんなで令和さんを囲
　　　　　　んで話しかけているが，反応しなくなってきている。脈もとれず，長男が
　　　　　　呼吸が停止したと思い，訪問看護師・訪問診療医に電話をした。

19時15分：　訪問看護師到着。バイタルサインのチェックを行い，医師が到着するまで家
　　　　　　族の言葉に耳を傾け寄り添う。
　　　　　　訪問看護師「おうちで皆様と過ごせてよかったですね」

19時30分：　訪問診療医到着。死亡を確認する。
　　　　　　訪問診療医「お待たせしまして申し訳ございませんでした。このたびはお悔
　　　　　　やみを申し上げます。それでは令和さんの死亡を確認させていただきます」
　　　　　　医師は死亡時間を家族に伝え，診断書を作成し家族に手渡す。その後ねぎら
　　　　　　いの言葉をかけて退室する。
　　　　　　訪問看護師は医師が死亡診断書を作成する間，家族に寄り添う。

その後：　　　訪問看護師は家族が落ち着くまで家族の話（思い）を聴いたり，昔話をし，エンゼルケアに向かう。

訪問看護師「それではご一緒にお身体を整えましょう」

長男は葬儀社に連絡する。

後刻，訪問薬剤師が到着し，家族が落ち着いたところでお悔やみを申し上げる。

＊家族が混乱している場合，訪問看護師は「医師が到着するまで外でお待ちします。患者様のそばでお待ちください」と言って，部屋の外で医師の到着を待ち，医師と共に看取りの場へ行く

✏️ ワンポイントメモ

死亡直前の身体的変化

- 心拍数：増減する
　　　　不規則になり，頻拍を呈したのち徐脈を呈し，最後は停止する
- 血圧：徐々に低下し，測定不能となる（橈骨動脈の脈も触れなくなる）
- 皮膚変化：手足は冷たくなり蒼白になる（チアノーゼ）
　　　　血行障害による皮膚色の変化（赤紫〜青紫色のあざやシミが出る）や，上下肢の浮腫が発現する
- 排尿・排便：尿は濃縮され，出なくなり（無尿），尿失禁も呈する
　　　　便は出なくなったり，失禁したりする
- 聴力：最後まで保たれるといわれる
- 経口摂取：嚥下力は低下し，摂取不可となる

死の過程における呼吸の変化

- 浅い呼吸や深い呼吸が混ざり，瞬間的な呼吸停止がみられるなど不規則となる
- 努力性呼吸：がんばって呼吸をするときに胸や肩が大きく動く
- 下顎呼吸：吸気時に下顎が突き出て，呼気時に戻る
- チェーン・ストークス呼吸：大きな呼吸と小さな呼吸，一時的な呼吸停止を繰り返す
- 死前喘鳴：意識低下に伴い唾液や痰の詰まりによる喉元のゴロゴロした音が聴こえる

死亡の確認；死の三徴候

　ヒトの死を確認する際，不可逆的な ①呼吸停止，②心拍停止，③瞳孔の対光反射の停止といった三徴候があり，死の判定を行っている
- 呼吸停止：努力性呼吸（鼻翼・下顎呼吸），不規則・徐呼吸がみられ，その後呼吸停止する
- 心拍停止：微弱な頻脈，不整脈，徐脈，脈が触知不能となり，心停止する
- 瞳孔散大・対光反射の消失：対光反射が緩慢になり，瞳孔が固定し，光を当てても瞳孔が縮瞳しなくなる

看取りの場での立ち居ふるまい

医　師：生命徴候をチェックするだけではなく，死にゆく患者を尊厳ある一人の人として
　　　　接する。診察前に患者に声かけをしてから対光反射などの反射を診る，脈をとる，
　　　　呼吸を確認する，聴診する。お礼を言って診察をすませ，家族に状態を伝える。
　　　　死の徴候を確認したら，時刻を伝え，患者と家族にねぎらいの言葉をかける。家
　　　　族だけの時間をつくり，その後の段取りについて説明する。

看護師：悲しむ家族に寄り添い，医師の説明がすんだ後は家族だけの時間をつくり，その
　　　　後エンゼルケアに向かう。医師の前に到着したときは，悲しむ家族に声かけをし，
　　　　ねぎらったうえで生命徴候をチェックし，医師に伝えるための時間を記録する。
　　　　そして，医師が到着するまで家族の言葉に耳を傾け寄り添う。

＊患者がベッド以外（ポータブルトイレなど）で亡くなっていたときには，患者をベッドに
　移し，医師の到着を待つことがある。このときは，死後硬直が進まないうちに患者の目を
　閉じたり，手を組んだりする

訪問看護師の家族への声かけの例
　「患者さんがおうちにいられてよかったですね」
　「患者さん，今までがんばりましたね」
　「よいお顔で旅立たれましたね」
　おひとりで看護した家族に対しては「おひとりでがんばられましたね」など

看取り場面における医師・看護師以外のメディカルスタッフの対応

　看取り期でも医師・看護師以外のメディカルスタッフが関与することはある。確かに，医師のように死亡確認の業務はなく，看護師ほどには最終段階のケアには関与しない。しかし，ベッド内生活を心地よく過ごすためにリハビリテーション専門職が最期まで関与することはある。看取りの場面で，ケアに関与したチームメンバーとして，連絡があった際には来訪し，これまでの関係性の延長線上において，焼香や出棺の立ち合いなどへ参加すべきである。そこでは葬祭儀礼として常識的ふるまいを心得ておく必要がある。

➕ さらに学んでほしいこと

1 終末期の水分・栄養補給

目標：延命を絶対視せず，本人の意思（生き方）を尊重し，水分・栄養補給を行う。

❶ 通常の食事がとれなくなったときは食事の形態を変え，できるだけ経口摂取を
　持続させる：きざみ食，とろみ食，フルーツ食，ゼリー，栄養補助食品

❷ 嚥下状態が悪化したときは食事をやめ，口腔ケアを行いながら経静脈的水分・
　栄養補給を行う：中心静脈栄養，末梢静脈からの点滴治療

　● 胃瘻などの経管栄養は原則として行わない

　● 終末期では負荷にならない必要最低限の電解質，ブドウ糖，ビタミン剤を投与

する

●経口摂取が不可になった場合に経静脈的水分・栄養補給を希望しないという本人の意思が確認されていたときには行わない

2 リビングウイル

生前発行の遺言書ともいわれ、健やかに生きる権利、安らかに死ぬ権利を守るための尊厳死の宣言書ともいわれる（日本尊厳死協会より）。

●私の傷病が、現在の医学では不治の状態であり、すでに死が迫っていると診断された場合には、ただ単に死期を引き延ばすためだけの延命措置はお断りいたします

●ただしこの場合、私の苦痛を和らげるためには、麻薬などの適切な使用により十分な緩和医療を行ってください

●私が回復不能な遷延性意識障害（持続植物状態）に陥ったときは生命維持措置を取りやめてください

3 尊厳死

わが国には「日本尊厳死協会」という団体がある。1976年に「安楽死協会」として設立、1983年に「日本尊厳死協会」となっている。日本尊厳死協会では「尊厳死とは、不治で末期に至った患者が、本人の意思に基づいて、死期を単に引き延ばすためだけの延命措置を断わり、自然の経過のまま受け入れる死のこと」と定義している。本人意思は健全な判断のもとでなされることが大切で、尊厳死は自己決定により受け入れた自然死と同じ意味と考えている。

がん患者の末期の苦痛緩和には「"鎮静薬を投与して意識水準を下げる医療行為、最終的な手段"ターミナルセデーション」が提唱され始めたことを背景に、厚生労働省は2007年、「終末期医療の決定プロセスに関するガイドライン」で医師が延命治療を中止する際の手続きを示した。ただし、これで医師の刑事責任が免除されるものではない。

【安楽死とは】

安楽死とは「本人の明確な意志に基づいて人為的な死をもたらすこと」で、医師による医療行為の中止と「死」への加担によってもたらされる「意図的な死」を示すといわれる。わが国では法的に認められていない。安楽死は次の3つに分けられる。

①積極的安楽死

●患者を苦痛から免れさせるために致死薬を投与することなどによって故意に死を迎えさせる措置

●日本では違法

②間接的安楽死

●鎮静薬の投与に乗って意識レベルを下げ、眠らせた状態のまま治療行為を差し控える

ことで死を迎えさせる措置（苦痛緩和を目的とした間接的行為で寿命が短縮）

③ 消極的安楽死

● 患者の苦しむ状況を長引かせないために延命治療を行わない，あるいは治療の中止によって死期を早める措置

● 医師などが生命維持治療を行わない，中止するなどして，死に至らしめること

・生命維持治療は，人工呼吸器，人工透析のほか，胃瘻もしばしば含まれる。

・日本ではこれを"尊厳死"ということが多い。

安楽死（積極的安楽死）とするかの判断は，死期を意図的に前倒すか否かである。

4 最期の場所

1）患者が最期の場所を決められないとき

認知面で問題がなければ，元気なときに病状の変化を伝えてほしいかを確認し，状態が悪くなったときも延命治療（処置）を望むかを確認する。DNARについてもわかりやすく説明し，希望を確認する。リビングウイルを表明していれば保障する。

2）患者の意思が表明できなくなった状態

多くの家族は，患者が亡くなるとは思っておらず，いつまでも生きていてほしく，できることはなんでもしてあげたいと考えている。家族の思いはさまざまであり，どのような思いも家族の気持ちである。

家族ができることはなんでもしてあげたいと思い治療を望んだとき，家族が後悔しないためにも，さまざまな家族の意向は尊重するが，患者の意思（心地よさ）が第一であることは伝える。

家族が「患者の最期を病院で」という希望をもっていれば，終末期医療専門の病院を探すことも一つの手段である。患者を自宅で看取りたいと希望したときは，介護力を確認し，家族（支える人）の負担を軽減するため介護保険によるさまざまなサービスを利用し，患者が心地よく，家族が納得する方向を考える。

5 死亡診断書（死体検案書）

死亡したとき：死亡確認時間ではなく，死亡時刻を記入する。

医師，看護師が確認したときに呼吸停止後時間が経過していた場合は，わかる範囲で記入する。

例：令和○年，12月1日午後7時15分（推定）

令和○年，12月1日午後7時から午後9時にかけて

死亡診断書（死体検案書）

この死亡診断書（死体検案書）は、我が国の死因統計作成の資料としても用いられます。楷書で、できるだけ詳しく書いてください。

記入の注意

氏　　　名		1男 2女	生年月日	明治　昭和 大正　平成　令和　　年　　月　　日 生まれてから30日以内に死亡したときは生まれた時刻も書いてください　午前・午後　時　分

夜の12時は「午前0時」、昼の12時は「午後0時」と書いてください。

死亡したとき	令和　　　年　　　月　　　日　　午前・午後　　　時　　　分

死亡したところ及びその種別	死亡したところの種別	1病院 2診療所 3介護医療院・介護老人保健施設 4助産所 5老人ホーム 6自宅 7その他
	死亡したところ	番　地 番　号
	（死亡したところの種別1～5）施設の名称	（　　　　　　）

「5老人ホーム」は、養護老人ホーム、特別養護老人ホーム、軽費老人ホーム及び有料老人ホームをいいます。

死亡したところの種別で「3介護医療院・介護老人保健施設」を選択した場合は、施設の名称に続けて、介護医療院、介護老人保健施設の別をカッコ内に書いてください。

死亡の原因	I	（ア）直接死因		発病（発症）又は受傷から死亡までの期間
		（イ）（ア）の原因		
		（ウ）（イ）の原因		◆年、月、日等の単位で書いてくださいただし、1日未満の場合は、時、分等の単位で書いてください（例：1年3ヵ月、5時間20分）
		（エ）（ウ）の原因		
	II	直接には死因に関係しないがI欄の傷病経過に影響を及ぼした傷病名等		
	手術	1無 2有	部位及び主要所見	手術年月日　令和 平成 昭和　年　月　日
	解剖	1無 2有	主要所見	

◆I欄、II欄ともに疾患の終末期の状態としての心不全、呼吸不全等は書かないでください

◆I欄では、最も死亡に影響を与えた傷病名を医学的因果関係の順番で書いてください

◆I欄の傷病名の記載は各欄一つにしてください

ただし、欄が不足する場合は（エ）欄に残りを医学的因果関係の順番で書いてください

病名等は、日本語で書いてください。

I欄では、各傷病について発病の型（例：急性）、病因（例：病原体名）、部位（例：胃噴門部がん）、性状（例：病理組織型）等もできるだけ書いてください。

妊娠中の死亡の場合は「妊娠満何週」、また、分娩中の死亡の場合は「妊娠満何週の分娩中」と書いてください。産後42日未満の死亡の場合は「妊娠満何週産後満何日」と書いてください。

I欄及びII欄に関係した手術について、術式又はその診断名と関連のある所見等を書いてください。紹介状や伝聞等による情報についてもカッコを付して書いてください。

死因の種類	1 病死及び自然死
	不慮の外因死　外因死｛ 2 交通事故 3 転倒・転落 4 溺水 5 煙、火災及び火焔による傷害 6 窒息 7 中毒 8 その他 ｝
	その他及び不詳の外因死｛ 9 自殺 10 他殺 11 その他及び不詳の外因 ｝
	12 不詳の死

「2交通事故」は、事故発生からの期間にかかわらず、その事故による死亡が該当します。

「5煙、火災及び火焔による傷害」は、火災による一酸化炭素中毒、窒息等も含まれます。

外因死の追加事項	傷害が発生したとき	令和・平成・昭和　年　月　日　午前・午後　時　分	傷害が発生したところ	都道府県　市郡　区町村
	傷害が発生したところの種別	1住居 2工場及び建築現場 3道路 4その他（　）		
	手段及び状況			

◆伝聞又は推定情報の場合でも書いてください

「1住居」とは、住宅、庭等をいい、老人ホーム等の居住施設は含まれません。

傷害がどういう状況で起こったかを具体的に書いてください。

生後1年未満で病死した場合の追加事項	出生時体重 グラム	単胎・多胎の別 1単胎 2多胎（ 子中第 子）	妊娠週数 満 週
	妊娠・分娩時における母体の病態又は異状 1無 2有 3不詳	母の生年月日 昭和 平成 令和 年 月 日	前回までの妊娠の結果 出生児　人 死産児　胎（妊娠満22週以後に限る）

妊娠週数は、最終月経、基礎体温、超音波計測等により推定し、できるだけ正確に書いてください。

母子健康手帳等を参考に書いてください。

その他特に付言すべきことがら	

上記のとおり診断（検案）する

病院、診療所、介護医療院若しくは介護老人保健施設等の名称及び所在地又は医師の住所	診断（検案）年月日　令和　　年　　月　　日 本診断書（検案書）発行年月日　令和　　年　　月　　日 番　地 番　号

（氏名）医師

〔厚生労働省：死亡診断書（死体検案書）記入マニュアル．令和3年度版．より〕

104

【脳死判定について】
　「臓器の移植に関する法律」の規定に基づき脳死判定を行った場合，脳死した者の死亡時刻は第2回目の検査終了時になるため，この時間を記入する。

　医師は下記2つの場合，死体検案を行ったうえで，死亡診断書ではなくて死体検案書を交付する。
　①診療継続中の患者以外の者が死亡した場合
　②診療継続中の患者が診療にかかわる傷病と関連しない原因により死亡した場合
　＊外因による死亡またはその疑いがある場合には，異常死体として24時間以内に所轄警
　　察署に届け出が必要となる

6 死後の処置（エンゼルケア）

　死亡診断後，お悔やみの言葉をかけた後に家族の承諾を得て，患者に使用していた心電図モニターや点滴ルート，SpO₂モニタールート，酸素ルートなどを除去する。家族だけでお別れの時間をもてるように医療者は一時退室するが，退室する際にこれからの逝去時ケアの流れについて説明し，逝去時ケアに参加するか意向を確認する。逝去時ケアはまだ温かい故人の身体に触れる最後の機会であり，参加については家族の意思を尊重する。家族でも行うことができる「手を拭く」「髪をとかす」「衣服を整える」などのケアを提案する配慮も必要である。

【エンゼルケアの具体例】
- 口腔ケア（洗浄，保湿）
- 下顎を閉じるケア
- 顔のクレンジングと保湿
- 清拭
- 創部のケア（カテーテル類抜去部，褥瘡などの皮膚トラブル部の保護）
- 更衣
- 部分洗浄（手浴，足浴）
- ひげそり
- エンゼルメイク
- クーリングまたは温めないケア
- 綿詰めまたは凝固剤注入
- 移送の手配
- 入浴
- 洗髪

---

7 悲嘆のケア

1）悲嘆

　悲嘆とは，喪失によって引き起こされる気分，行動，反応で，誰でも経験する正常な反応であり，喪失による悲しみを乗り越えるまでの心理的プロセスをいう。誰にでも共通する悲嘆のプロセスはなく，悲嘆のプロセスに終わりもないことから，遺族それぞれに悲嘆の反応やプロセスがあってよい（表Ⅱ-5-1）。

表Ⅱ-5-1　悲嘆の反応

生理的・身体的反応	食欲不振，睡眠障害，活力の喪失や消耗，身体愁訴，故人の症状に類似した身体愁訴，病気へのかかりやすさなど
感情としての反応	抑うつ，絶望，悲しみ，落胆，苦悩，不安，恐怖，罪悪感，怒り，苛立ち，孤独感，慕情，ショック，無感覚など
認知的な反応	故人を思うことへの没頭，故人の現存感，抑圧，否認，自尊心の低下，自己非難，無力感，絶望感，非現実感，集中力の低下など
行動としての反応	動揺，緊張，落ち着かない，疲労，過活動，探索行動，涙を流す，泣き叫ぶ，社会的ひきこもりなど

2）死別直後の悲嘆ケア

目標：家族それぞれの悲嘆反応が表出できるように環境を整える

- 死亡確認後には，家族だけのお別れの時間がもてるように配慮する。

- エンゼルケアへの参加は，家族の心の準備状況を鑑みて，家族の意向を確認してからとする。最期の支度を整えることに参加したいという意向であれば，患者への思いや患者と過ごした時間を共に振り返るなど，無理強いせず家族自身が自ら語ることができるように支援する。

- エンゼルケアのときに，家族が看取りに至るまでの過程で患者の状態などについて理解できないこと，知りたいことがあって質問することがあるかもしれない。そうした際には看護師も可能な範囲でこたえたいが，より専門的な説明を求めるようであれば医師との面談設定を行えばよい。患者の療養プロセスを理解して，家族なりの納得を得ることは家族の悲嘆プロセスに影響を及ぼすものである。

- 家族のなかでも主介護者でありキーパーソンであった妻は患者と過ごした時間も長く，多くの語りが導かれるかもしれないが，介護参加が少なかったからこその後悔や，そのほかのさまざまな思いが長男や長女にはあるかもしれない。関係性や介護参加の頻度などにかかわらず，家族はそれぞれに患者への思いや共に過ごした体験があり，それぞれの悲嘆を体験していると考えて，それぞれの語りを聞ける姿勢をもってかかわるように努める。

- 援助者もまた，患者・家族にとっての環境である。援助者（医師，看護師，介護士など）は，死別に際し特別な悲嘆ケアが必要であるとは考えず，家族をねぎらい，その語りを聞く姿勢をもってその場に臨めばよい。

3）契約関係の終了（入院の場合は退院）後の悲嘆ケア

目標：遺族それぞれの語りが促進されるようなコミュニケーションができる

- 契約関係が終了してから援助者が遺族に出会う機会は多くないかもしれないが，必要があって遺族と援助者が会うこともあるだろうし，意図せずに出会うことがあるかもしれない。また，遺族から面会を求められることがあるかもしれないが，いずれの場合でも，遺族は死別後の悲嘆を抱えていることを念頭にコミュニケーションできるようにする。
- 援助者は，死別へのねぎらいとともに，その後の遺族の生活，いまの状況や思いなどについて尋ねるなどから，遺族の悲嘆に配慮する（支援の）気持ちがあることを示すとよい。そのような問いかけが，遺族が"いま"を語るきっかけとなる。
- 援助者は遺族が自らの言葉で語れるように，その語りを促進しながら，聞く姿勢で臨めばよい。

4）予期悲嘆

- 予期悲嘆とは，患者やその家族が死を予期したときに生じる正常な喪のことをいう。予期悲嘆では，患者の没後に家族が経験するものと同じ症状が数多く現れる。この悲嘆には，予期されている死に関する思考や感情，文化的・社会的反応で，患者とその家族が感じるものすべてが含まれる。
- 予期悲嘆では，抑うつ，死にゆく人に対する極度の心配，死に対する準備，その死がもたらす変化への適応などが起こってくる。予期悲嘆には，この喪失という現実に家族がゆっくりと時間をかけて慣れていくことを可能にするという効用がある。また，死にゆく人に対してやり残していたことをすませておくことも可能になる（例えば，「お別れの言葉」「愛の言葉」「許しの言葉」を伝えるなど）。
- 予期悲嘆は必ず生じるわけではない。また予期悲嘆といっても，死の後に経験する悲嘆と同種のものを死の前に経験するということではない。人が経験する悲嘆には決まった量はない。そのため，死の前に悲嘆を経験したとしても死の後の悲嘆の期間が短くなるわけではない。

MEMO

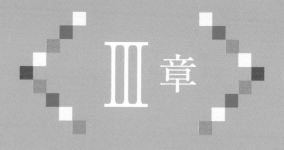

Ⅲ章

これからの
緩和ケア

1 地域で支える緩和ケア
～実践例をとおして～

はじめに

　わが国では高齢多死社会に向けて，疾病や傷害の治癒・回復を支える「医療モデル」から，地域包括ケアとして，疾病や障害があってもその人らしく暮らすことを地域全体で支える「生活モデル」へのシフトが進められている。地域での緩和ケアにおいても，診断・治療中から看取りまで，小児や非がん患者も含めて，幅広い対応が求められている。近年では医療技術の進歩や介護保険などの活用で，在宅であっても必要な症状緩和の実施や療養環境の確保もかなりスムーズに行いやすくなってきた。

　「ホスピス・緩和ケアに関する意識調査2018年」（公益社団法人日本ホスピス・緩和ケア研究振興財団）の報告書[1]では，余命が1～2カ月に限られた場合，70%以上の人が自宅で過ごしたいと回答しているが，一方では患者や家族のみならず，医療・介護者側も，病院ほど医療体制が整っていない在宅医療に不安を感じることも少なくない。しかし在宅医療だからこそ，例えば好きなときに好きなものを食べたり，家族やペットと一緒に過ごせるなど，住み慣れたわが家には患者や家族のQOLを維持し，その人らしく暮らせるための支えが整っており，よりよい緩和ケアを提供できる環境がある。

　本稿では，地域緩和ケアで患者・家族の物語を多職種で支えるための4つの心得について，1つの事例をとおして解説していく。

事例　山田道子さん（仮名）　62歳，女性。
統合失調症，S状結腸がん，独居，生活保護

経過　　山田さんは，40年前ごろから精神科病院の入退院を繰り返しながら，県営住宅で独り暮らしをしていた。部屋はごみで埋もれており，時々駅前でハトに餌をあげている，ヘビースモーカーのおばさんだった。元夫や息子は音信不通で，近くに両親の面倒をみている実の妹夫婦が住んでおり，時々様子をみにきていた。

　X年4月ころより疼痛や疲れやすさが出現し，5月半ば過ぎには痛みが強くて精神状態が不安定になり，かかりつけの精神科病院に入院した。その際，下血があり，検査の結果，ステージⅣ期のS状結腸がんと診断された。主治医と妹は治療を勧めたが，山田さんは頑なに断り，「早く家に帰りたい！　家に帰ってコロッケが食べたい！」と退院を強く希望したため，精神科病院から当院に訪問診療の相談があった。

心得 その1　「患者」である前に「生活者」，「弱者」ではなく「人生の主人公」

　もし，あなたが山田さんを担当することになったら，これからの対応についてどのように考えるだろうか？

　「精神疾患があって独居の患者が，下血もあり疼痛もある状況のなかで，退院は無理だ」「ごみ屋敷では在宅療養はできない」「コロッケが食べたいなら，妹さんに買ってきてもらえばいい」「一般病院や緩和ケア病棟ではとても対応できないので，そのまま精神科病院でがんばってもらうしかない」「退院しても，何かあったときに入院できるところがないかも…」など，さまざまな気がかりや不安が思い浮かぶかもしれない。

　地域緩和ケアでは，進行する疾患をもちながらも，患者・家族ができるだけ「普通に」「今までどおりに」住み慣れた地域で生活できることが目標となる。患者を疾患や障害の側面からだけでなく，その地域で暮らしている「生活者」としてとらえ，その人の暮らしを理解することが，患者・家族の物語を支えるうえで重要である。

　医療やケアは，あくまでも患者や家族の生活を支えるための一部でしかなく，医療だけでは限界があり，多職種によるチームアプローチが必要になる。また，医療者目線だけで病状管理を進めると，患者の価値観やQOLとズレが生じることもあり，「生活者」としての患者・家族の目線からも考えることが大切である。私たちが医療者として何ができて何ができないのかを知り，生活のなかでの医療の役割を明確にすることが求められる。

　また，どのような患者であっても，その人なりの人生を生き抜く力，人生の主人公としての力をもっており，決して「弱者」ではない。医療者目線のみで「家に帰れるか，帰れないか」を判断するのではなく，「家で過ごしたい」と希望する患者や家族を，医療の専門家としてどのように支えられるのかを考えることが重要である。医療者が「よかれ」や「余計なおせっかい」で患者の希望や夢を阻害し，苦痛を与えるバリアにならないように十分配慮し，「人生の主人公」として患者や家族の生き抜く力を信じ，医療のプロとして寄り添い，粘り強く支えることが大切になる。

山田さんの場合

　山田さんの部屋は，足の踏み場もない状態だったが，「自宅に帰りたい」「コロッケが食べたい」という思いは，山田さんの人生のなかで大切なこととつながっていた。医療者としてはさまざまなリスクが想定されたが，どうなれば山田さんが病状や環境が厳しい状況のなかで少しでも安心して過ごせるのかをチームで検討した。精神科病院の担当者や行政とも連携をとり，山田さんがなんとか暮らせるようにみんなで部屋を片付けた。山田さんが痛くなったら（回数の制限は守れないが…），自

分で薬が飲めることや，下血で不快になったら（汚れたものは近くに放置するが…），新しいパッドに取り換えることができるなど，山田さんのもてる力をアセスメントし，それぞれの職種のかかわりのなかで支援した。退院後，山田さんが笑顔いっぱいでコロッケをほおばる姿に，見守っていた私たちもうれしい気持ちになった。

どこで「死ぬか」ではなく，どこでどのように「生きるか」を支える

　緩和ケアのなかでの意思決定支援やACP（アドバンス・ケア・プランニング）では，「どこで最期を迎えるか」といった課題を取り扱うことがある。患者のなかには「私は絶対，家で最期を迎えたい」「最期はお世話になった病院で」「動けなくなったら緩和ケア病棟へ…」と意思を明確にできる人もいるが，この話題に不快感を示したり，話し合うのを避ける患者や家族もいる。一般社会のなかでは，まだまだ緩和ケアは看取りの医療だと思われている側面もあり，「死」について考えたくない人も多いと思われる。

　地域緩和ケアでは，そこにその人の暮らしがあり，人生がある。そして人は，死ぬために生きているのではなく，最期まで成長し，周りに影響を与える存在でもある。「どこで死ぬか」ではなく，「どこで生きるか」，その人らしく最期まで生きることをどのように支えるかという視点をもつことが大切である。

山田さんの場合

　山田さんの場合も，命のある限り，どこでどのように過ごすことが山田さんにとって幸せなのかをチームで考えた。ごみ屋敷であっても，住み慣れた場所で，山田さんが笑顔で好きなものを食べ，穏やかに暮らせるように，苦痛を軽減し，安心を保障できるように支援した。

その患者の「オリジナル緩和ケアチーム」をつくる

　在宅医療では，病院内の管理された非日常の空間ではなく，日常生活のなかに医療がかかわることになる。そのため，既存の医療の枠に患者や家族の生活を当てはめるのではなく，患者や家族の療養生活に合わせたチームをつくることになる。医療職や介護職のほか，行政，

近所の人や知人，あるいはペットも患者を支える重要なメンバーであり，患者によってチームメンバーも異なってくる。

　日本の在宅医療では，医療保険や介護保険，社会福祉制度が活用できるが，実際にはまだまだ制度上の制限や隙間があり，患者や家族のニーズに対応しきれないこともある。地域で安心して暮らせるように日々のセイフティネットをつくるには，臨機応変な対応と柔軟性のあるチームアプローチが求められる。

> ### 山田さんの場合
>
> 　山田さんには，病院や在宅の医療・介護職のほか，ケースワーカーや福祉担当者，町内自治会などさまざまな人が集まり，連携をとりながらかかわった。妹がキーパーソンであったが，長年かかわっているケースワーカーが山田さんの代弁者でもあり，専門看護師（筆者）が看護実践とチーム内のコーディネーターの役割を行いながら，山田さんを支えるチームを調整していった。

心得 その4　チームをつなぐための工夫を意識して行う

　患者や家族を支えるチームは，どんなに専門性の高い人がいたとしても，さまざまな職種が集まっただけではチームの運営はうまくいかない。特に在宅では，所属や居場所が異なるメンバーでかかわることも多い。「顔が見える」から「誰が何をしているかがわかる」レベルの関係づくりを目指し，互いに安心して本音を話すことができるような，よりよいチームアプローチを行うための意図的な工夫を行う。

1 迅速でキメの細かい情報共有・情報交換

　顔を合わせて一緒に話し合うことが最も確実に情報交換が行いやすいため，可能な範囲で同行訪問したり，カンファレンスを開催する。特にがん患者は病状変化が早いため，できるだけ迅速に電話，ファックス，メール，セキュリティのある情報共有ツールなどITを活用して情報交換を行う。職種が異なる場合には専門用語や業界用語に気をつけて，相手にわかるように情報を伝える配慮を行う。

2 ケアの目標や方向性の共有と役割の明確化

　患者のニーズや思い，大切にしたいことなどをもとに，実践のなかで何を優先してかかわるか，何をケアの目標にするかをチーム内で共有し，それぞれの役割や担当を明確にしてお

く。また，今後の病状変化や急変に備えて，治療方針，緊急入院先などを普段から話し合うようにする。

3 倫理感を高める

何がその人にとってよりよいのか，患者・家族がどうなれば少しでも幸せに過ごせるかを軸にチーム全体で考え，話し合うことを大切にする。

4 スタッフ間の心のケア

同じ立場だからこそ理解し合える，何でも話し合える環境づくりを行う。互いに「ありがとう！ 助かったよ！」の声かけをし，日頃のかかわりをとおして体験する「つらいよね。寂しいね」「よかったね！うれしいね」といった感情も共有するのが望ましい。

5 それぞれの職種・施設の得意を生かす

互いの立場や役割・得意・強みを理解し合い，それらを実践のなかで生かしながら，バリエーション豊かなアプローチを行っていく。

山田さんの場合

山田さんの場合，誰が・いつ・どのようにかかわるかの一覧表をつくり，自宅に共有の連絡ノートを置いて申し送りを行った。チーム内ではできるだけその日のうちにかかわりや変化を電話やファックスで共有するようにした。必要なときは短い時間でも一緒に訪問して相談することもあった。山田さんは好きなものを食べ，ネイルをしてもらったり，訪問入浴を楽しみ（**写真Ⅲ-1**），約40日目に穏やかに自宅で永眠された（**写真Ⅲ-2**）。山田さんが私たちを，複数の複雑な課題を抱えている患者に対しても地域でよりよい連携ができるチームに育ててくれたことに，とても感謝している。

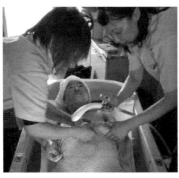

写真Ⅲ-1　訪問入浴中の山田さん

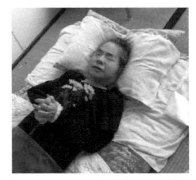

写真Ⅲ-2　自宅で永眠された山田さん

※写真は許可を得て掲載しています。

◆◆ まとめ

　地域緩和ケアでは，患者・家族が主体の療養生活の場をつくり，患者・家族の大切にしたいことを理解し，チームで共有しながら日々生活していくうえでの症状緩和のゴール・方法を考えていく。また患者，家族のもてる力を信じて最大限に引き出せるように支援し，最期まで寄り添うことで，地域の人々の「生老病死」を支えていくことが大切になる。

文　献

1）日本ホスピス・緩和ケア研究振興財団：「ホスピス・緩和ケアに関する意識調査2018年」報告書.

（宇野さつき）

2 働く人を支える緩和ケア

 はじめに

　2006年に成立した「がん対策基本法」によって，がん対策推進基本計画が推進され，就労支援については2012年の第2期がん対策推進基本計画から取り組みが始まった。がんと診断されても患者が望む働く権利としての就労支援が必要とされている。

　さらには経済政策である「働き方改革」によって，「治療と就労の両立支援」として，がん患者の就労支援が始まっている。就労支援は障害者福祉として長く取り組まれてきた社会保障制度はあるものの，悪性疾患や継続的治療が必要とされる慢性期疾患においてはこれまで治療が優先で，働き方は個人の問題とされてきた。治療第一優先で「命（健康）あってこそ」という医療者側の論理で患者の就労意欲には注目されてこなかった。しかし，昨今の就労支援に対する関心の高まりから，今後の支援について医療者も十分に認識を高めておく必要がある。

 就労支援の背景

　がん患者の就労支援の背景には，①がん治療の進歩により，生存率が高まっていること，②就労可能年齢のがん罹患が増えていること，③入院期間が短縮され外来通院による治療期間が長くなってきたこと，の3点があげられる[1]といわれている。厚生労働省の試算では2010年に32.5万人ががん治療を受けながら就労[2]しているが，就労を希望していても離職せざるを得ない状況が発生している[3]。がん対策の就労問題は，厚生労働省において健康局と労働基準局，そして，職業安定局と横断的に「がん患者・経験者の就労支援のあり方に関する検討会」から報告書が提示されている。そのほかとして，所管局においてもさまざまな事業が進められた（**表Ⅲ-1**）。

 治療と職業生活の両立における患者の課題

　治療と職業生活の両立は治療時期によって患者がさまざまな体験をしており，課題も異なる[4]。

1 第0段階：組織体制の構築

　患者が働く組織におけるヘルスリテラシーの醸成と環境整備が重要である。2人に1人ががんに罹患する時代に，がんと診断されたことや治療が必要になったことがキャリア形成上，

表Ⅲ-1　がん患者の就労を含めた社会的な問題への対策の経緯

平成24年6月	第2期がん対策推進基本計画閣議決定 • 重点的に取り組むべき課題に「働く世代や小児へのがん対策の充実」 • 分野別施策に「がん患者の就労を含めた社会的な問題」を追加
平成25年4月	「がん患者の就労に関する総合支援事業」健康局（平成25年度～） 「治療と職業生活の両立等の支援対策事業」労働基準局（平成25年度～） 「がん患者等に対する就職支援モデル事業」職業安定局（平成25～27年度）
平成26年2月	「がん患者・経験者の就労支援のあり方に関する検討会」（計5回）開催
平成26年8月	「がん患者・経験者の就労支援のあり方に関する検討会」報告書とりまとめ
平成27年6月	「がん対策推進基本計画中間評価報告書」とりまとめ
平成27年12月	がん対策加速化プラン策定
平成28年2月	「事業場における治療と職業生活の両立支援のためのガイドライン」公表
平成28年4月	「がん患者の就労に関する総合支援事業」「治療と職業生活の両立等の支援対策事業」を引き続き実施 ハローワークが拠点病院等と連携して行う「がん患者等に対する就職支援事業」を全国展開

（厚生労働省健康局がん・疾病対策課：都道府県がん診療連携拠点病院連絡協議会 情報提供相談支援部会資料. 2016年12月8日. より引用）

不利になるような環境ではそもそも組織が成り立たなくなる。相談しやすい組織づくりが必要である。

❷ 第1段階：診断・検査

　患者の多くは診断直後には心理的にショックを受けており，病気のことで頭がいっぱいになりがちである。仕事や家族のことなど頭の中は混乱し，誰かに相談することすら思いつかない状況にある。勤務先に「迷惑をかけたくない」あるいは「評価が下がるのではないか」といった思いと，「治療に専念しなければならない」という情報不足による思い込みによって，相談することなく退職してしまう。その結果，治療が始まってみると，体力は温存され，治療期間も限定的であったり，少しの期間仕事を休めば職場にスムーズに復帰できた状況で再就職先の選択に苦労する。

❸ 第2段階：治療開始

　患者は体調と外見の変化に動揺するとともに，経済的な不安も増大する。また，病気であることや治療をしていることを同僚に話していないことで休暇の取得や早退・遅刻などによる仕事への影響を説明できず，人間関係が不安定になる場合もある。また，これまでできて

いた仕事ができなくなることで自己効力感の低下や無力感，働き続けることへの困難感を体験する。

4 第3段階：復帰前

　治療期間に休職していた場合，復帰前の不安が生じる。「前と同じように働けるのか」「理解してもらえるか」などの不安をもちながら，職場の上司や同僚，人事労務担当者などに相談することもできず復帰に向かう。

5 第4段階：復帰後

　体調の変化を感じつつも，自身の復帰後の働く姿のイメージとのギャップに戸惑う。実際にできることとイメージしていた働く姿の違いについて同僚にうまく説明ができないだけでなく，自分自身が受け入れることができずに苦悩する。また，外来通院の継続で仕事に影響があると，職場の人間関係も不安定になる場合がある。治療後の働き方を再構築することができず，病気になった自分を責める状況が続く場合は精神的な影響も大きい。

医療者ができる就労支援

　医療の目的はなにか。一昔前は生存率や延命期間がその価値を示していたが，緩和医療・ケアにかかわる者にとって，疾患に対する医療の目的はQOLの向上や身体的・精神的・社会的・スピリチュアルの側面における苦痛の緩和であることは常識になっていることと考える。「人にとって，働くことの意味は人生の意味と結びついており，働くことがもたらす意味は，自己の表現・実現，自己の成長，社会への貢献，他者との絆・他者からの評価などであり，生きることの充実につながる」[5]とされ，同じように働く世代のがん患者が職を失うということは生きることの充実感を著しく損なうことになる[6]といわれる。働くことは，得られる賃金を生活費や治療費にあてる目的もありつつ，社会的な意味や自己実現を含むものである。就労支援をすることは治療中の患者のQOLを支えることでもある。しかし，医療現場で医療の提供と就労支援を同時進行することは困難であることが多い。特に，就労についての悩みが発生する時期は治療選択の時期でもあるため，医療者にとって就労支援をすることは医療者自身のジレンマを生じさせる可能性もある。病気の治療やケアを考える急性期医療の時期に，患者の仕事の悩みにかかわることは，就労支援に対する関心度が影響する。

　2020年の診療報酬の改定でも，患者が所属する企業と主治医の連携を進めることで就労継続を推進している[7]。通常，50人以上の労働者が雇用されている企業には産業医の配置が義務づけられている。しかし，労働者が50人未満の企業が大半のため，経営者や人事労務担当者，産業保健担当のスタッフが対応しているのが現状である。就労支援には患者本人の悩みや職場におけるキーパーソンを引き出すコミュニケーションスキルが重要になる。医療スタッフが患者から相談される内容は，患者が抱える仕事の悩みの一部分であり，しかも，

表Ⅲ-2　がん患者の就労支援に活用できる医療職以外の相談窓口と対応者と特徴の例

相談窓口	対応者と特徴
がん拠点病院の相談支援センター	社会保険労務士：就業規定を含む法制度の視点からのアドバイス
労働相談センター（労働局）	弁護士など：職場のトラブルに対する紛争解決
ハローワーク	相談員：再就職や職場復帰の相談対応
産業保健総合支援センター	相談員：働き方や職場との向き合い方についての相談対応
日本キャリア開発協会	キャリアコンサルタント：自分らしく働くためのカウンセリング

医療者がその悩みをわかってくれると患者が感じなければ話すことはない。医療現場で働く医療スタッフの限界でもある。まずは，治療している患者本人の仕事に対する思いや治療中の仕事の状況について話を聞くことから始めることはできる。そのなかで，困っていることや悩んでいることを誰に相談すれば解決できるのかを医療者が知っていることが支援の第一歩につながる（**表Ⅲ-2**）。

 ## おわりに

　日本が迎えている超高齢社会は，なんらかの疾患とともに生きる人が増える社会を示している。治療をしながら仕事をすることは普通のことであり，職場を退職しなければならないほど専念が求められる治療は存在しない。適切な労働条件で活用できる制度を使えば働き続けることができる。病気や治療を理由に退職する必要はないことの情報提供が重要である。しかし，治療をしながら働き続けることの難しさが患者の思いをくじけさせる。医療者自身が身体を大事にしながら働くことを実践していなければ患者の就労を支援することはできない。自ら実践するとともに，患者の仕事に対する気持ちに配慮した支援を実践できる医療者であることが必要である。

文献

1）八巻知香子：がんの治療と仕事の両立からみた政府主導「働き方改革」の整合性と課題. 日本健康教育学会誌 26（3）：305-312, 2018.
2）厚生労働省健康局がん・疾病対策課：がん患者のおかれている状況と就労支援の現状について. 平成28年12月8日.
（https://ganjoho.jp/data/med_pro/liaison_council/bukai/data/shiryo8/20161208_03-2_1.pdf）
3）「がんの社会学」に関する研究グループ：がんと向き合った4,054人の声. 2013がん体験者の悩みや負担等に関する実態調査報告書.

〈https://www.scchr.jp/cms/wp-content/uploads/2016/07/2013taikenkoe.pdf〉

4）キャリアコンサルティング協議会：労働者等のキャリア形成における課題に応じたキャリアコンサルティング技法の開発に関する調査・研究事業報告書. 平成29年度厚生労働省委託, 2018.

5）橘木俊詔：働くことの意味. ミネルヴァ書房, 京都, 2009.

6）桜井なおみ：第2回治療と職業生活の両立等の支援に関する検討会；がん罹患と就労問題（資料3）. 2012.

〈http://www.mhlw.go.jp/stf/shingi/2r98520000024tqi-att/2r98520000024tv6.pdf〉

7）厚生労働省保健局医療課：令和2年度診療報酬改定の概要（外来医療・かかりつけ機能）. 令和2年3月5日版.

（濱田安岐子）

3 認知症患者の緩和ケア

はじめに

　認知症とは，一度獲得した知能が，後天的に脳や身体疾患を原因として慢性的に低下をきたし，社会生活や家庭生活に影響を及ぼす疾患群であり，その基礎疾患は70以上に及ぶ。その経過は基礎疾患などによって異なるが，認知症の約5％を占めるtreatable dementia（治療可能な認知症）を除いて，ほとんどの認知症は慢性的に進行し，やがて死に至る疾患である。

　「認知症の緩和ケアアプローチとは，単に身体的苦痛をとる治療やケアにとどまらず，認知症の行動心理徴候，合併する疾患，および健康問題の適切な治療を含む，認知症のすべての治療とケアを意味するもの（アルツハイマー病，その他の進行性の認知症をもつ高齢者への緩和ケアと治療に関する提言；ヨーロッパ緩和ケア協会，2015）」である。つまり，認知症の緩和ケアは，単に重度期から末期の身体的苦痛の緩和だけではなく，行動心理徴候（behavioral and psychological symptoms of dementia；BPSD）への対応や，肺炎や骨折など急性期のマネジメントまでを広く包含する概念であり，早期から緩和ケア的な視点が貫かれていることが重要である。

認知症患者の軌道・予後と死亡原因

　アルツハイマー型認知症（Alzheimer-type dementia；AD）は認知症の過半数を占め，病態や自然経過，治療やケアの方法が最も解明されている疾患である。ADはスロープを下りるように緩やかに進行し，発症から約10年で死に至る変性疾患である。ADは発症後約7年で重度となり，さまざまな身体症状が出現するようになる。まず失禁が，その後歩行障害が出現し，最期の半年から2年ほどは寝たきり状態で過ごすことが多い。また，重度期には肺炎などの感染症や転倒・骨折などの急性疾患が増加し，合併症の管理とそれに伴う身体的苦痛の緩和が重要になる。さらに，嚥下反射が低下し，誤嚥性肺炎を繰り返すようになる。最終的に嚥下反射が消失すると，治癒しない構造的な肺炎となり死に至る。末期ADで嚥下反射が消失し，経口摂取が全くできなくなれば，予後は自然経過でおそらく1～2週間，末梢輸液や皮下輸液を行った場合はおよそ2～3カ月，胃瘻などの経管栄養を行ってもおよそ1年ほどであろうと考えられている。なお，AD以外の認知症は身体症状が比較的早期から出現しやすく，予後は短い傾向にある。

　認知症の通院患者の1年以内死亡リスクは，一般集団の3.94倍といわれており，認知症の軽度の時期から重度末期の時期まで，どの段階でも死亡率が高い。実際，多くの認知症患者は合併症で死亡しているため，実際の認知症の診断後の予後は約数年である[1] [2]。認知症

表Ⅲ-3　ナーシングホーム入居中の重度認知症患者の症状出現頻度

研究の概要	死亡前18カ月間の症状出現率 前向き研究；n=323 (Mitchell SL, et al)[6]	最期の30日の症状出現率 後向き研究；n=141 (Di Giulio P, et al)[7]	最期の1週間の症状出現率 前向き研究；n=71 (Aminoff BZ, et al)[8]
呼吸困難	46%	39%	-
疼痛	40%	26%	18%
褥瘡	39%	47%	70%
興奮/落ち着きのなさ	54%	20%	72%
誤嚥	41%	-	-
摂食嚥下障害	86%	-	95%

（平原佐斗司，苛原実，木下朋雄：非がん疾患の在宅ホスピス・緩和ケアに関する多施設共同研究. 2006年度在宅医療助成勇美記念財団研究. より引用）

患者は，症状を伝えたり，受診行動をとることができないため，適切な医療につながりにくく，深刻な合併症が看過されやすい[3]ことが要因であろうと推定されている。

　ナーシングホームに入所している重度認知症患者の平均生存期間は478日[4]であり，進行がんや重症心不全の患者と同様，予後不良な状態であることがわかっている。認知症の死亡原因としては感染症が71%を占め[5]，肺炎が最も多いと考えられている。

認知症患者の苦痛とその評価

1 認知症患者の苦痛

　多くの末期認知症患者が緩和すべき苦痛をもっており，それらは末期がんやほかの非がん疾患にみられる苦痛とは異なる。末期認知症患者の苦痛は，食思不振と嚥下障害，肺炎からくる呼吸困難や咳嗽・喀痰などの呼吸器症状を中心に，長期臥床にともなう褥瘡などが主である（**表Ⅲ-3**）[6・9]。

2 苦痛の評価

　緩和ケアにおける苦痛評価の基本は主観的評価であるが，重度認知症では苦痛を言葉で伝えられなくなるので，苦痛を察知する積極的な観察が重要となる。

　諸外国では，認知症患者の苦痛を正しく評価するために，DOLOPLUS 2, Pain Assessment Checklist for Seniors with Limited Ability to Communicate (PACSLAC), Pain Assessment in Advanced Dementia Scale (PAINAD)[10], Abbey pain scale など[11]多く

の客観的評価法が開発され，用いられている。これらは，重度認知症患者の息づかい，表情，発声，身体の硬直，落ち着かない，怒りっぽいなどの状態を客観的に観察したり，バイタルサインや身体診察所見などを用いて，苦痛を総合的に評価する内容になっている。

　苦痛の存在に気づいたら，苦痛の種類や増悪因子，苦痛を訴える時間や部位などについてチームで十分な観察を行うとともに，緩和的で忍容性のある検査法を選択して原因を推定する。そのうえで対策の選択オプションをチームで議論し，患者の状態と好みに応じた介入計画を立て，治療とケア，リハビリテーションを統合したアプローチを実施する。そして，苦痛のモニタリングを行い，対応法を修正していくチームアプローチが重要とある。

認知症患者の苦痛へのアプローチ

　医療現場で実施される検査や医療処置には，認知症の苦痛を増大させるものが少なくない。未来の概念が消失し，検査の意味が理解できない重度認知症患者につらい検査や治療を強いることは拷問に等しいと考えられている。医学的アセスメントや治療などの医療行為は緩和的な手技に限り許されると考えるべきである。

　認知症患者の終末期の苦痛に対する緩和ケアにおいては，薬剤や医療的処置よりも，丁寧で，科学的な看護的ケアの継続が重要である。

▮ 肺炎に伴う苦痛

　肺炎は，認知症の死因として最も多いだけでなく，呼吸困難や喀痰などの苦痛，さらに頻回の吸引による苦痛を引き起こす。肺炎予防のためには，日々の丁寧な口腔ケアの継続が何よりも重要である。

　認知症末期の肺炎への抗菌薬の使用については賛否両論ある[12)-14)]。現状では，緩和ケアの観点から期間を限定した抗菌薬投与(time limited trial)は否定されるものではない。

　肺炎急性期の呼吸困難や喀痰には，酸素療法や肺理学療法などの呼吸リハビリテーションの実施が基本となるが，強い呼吸困難にはモルヒネの持続皮下注射(CSI)の実施を考慮する。

▮ 食べられないこととcomfort feeding

　重度認知症患者はさまざまな合併症により容易に食べられなくなる。重度認知症患者が食べられなく原因には，①合併症による食思不振，②認知症の中核症状によるもの，③主に肺炎後のサルコペニア嚥下障害によるもの，④疾患の自然経過による嚥下機能の喪失（末期），が考えられる。

　重度認知症患者は，肺炎，尿路感染などの感染症，義歯不適合，口内炎，カンジダなどの口内感染症などの口腔内トラブル，便秘・下痢，脳卒中やがんの合併，薬の副作用，電解質異常，譫妄やうつ状態，心理的な反応，心不全など急性疾患を合併すると容易に食べられなくなる。これらの原因を的確にアセスメントし，迅速に治療とケアに結びつけることが重要

である。

　重度認知症患者は，失行や失認など認知症の中核症状の進行により食べられなくなる。重度認知症患者では，視覚の衰えにより，目の前の食事が食べ物に見えない（失認）。仮に食べ物であるということが認識できたとしても，どのようにして食べたらよいのかがわからない場合もある（失行）。また，見当識障害や近時記憶・即時記憶の障害，注意の障害などによって，食べている途中で食べる行為を中断することもある。また，重度認知症患者では，口の中に食べ物を入れた後，食べ物を咀嚼して舌で奥に送り込むという行為がみられず，食事を口の中に入れたままとなる状態（口腔顔面失行）も観察される。口腔ケアが行き届かず，舌苔が厚くなり，味覚が低下すると起こりやすい。

　肺炎の急性期には，異化亢進により嚥下にかかわる筋群が急速に萎縮する。そのため，極度に嚥下反射が低下し，経口摂取が困難となる。炎症が改善したら積極的な栄養管理を行い，嚥下機能の改善に取り組む必要がある。

　認知症そのものによる嚥下障害については疾患別に特徴がみられる。ADでは重度の時期から嚥下反射が低下し，肺炎のリスクが増大し，末期には嚥下反射が消失する。レビー小体型認知症（dementia with Lewy bodies；DLB）では認知症の重症度と嚥下障害に相関はなく，口腔期（送り込み），咽頭期など多様な機序による嚥下障害が出現する。注意障害や構成障害，幻視，実行機能障害，認知機能の変動により先行期障害が強く，不顕性誤嚥を起こしやすい。血管性認知症（vascular dementia；VD）は障害の部位と程度によって摂食嚥下障害の出現が異なるが，全期を通じて誤嚥のリスクが高い。前頭側頭葉変性症（frontotemporal lobar degeneration；FTLD）では嚥下反射は保たれるが，食べ物を詰め込むといった行動（食べ方）の異常がみられ，窒息のリスクが高い。いずれの認知症においても，最終末期には摂食嚥下が困難となる。

　近年，終末期の認知症患者の食支援のあり方として，食べさせることを栄養補給の目的とするのではなく，本人の楽しみを目的とする考えに立つcomfort feeding only（CFO）が提唱されている[15]。胃瘻を含む経管栄養は肺炎を防止できないこと，食べられないことが本人の苦痛にはなっていないということがCFOを推奨する根拠となっている。質の高い口腔ケアを行い，本人にとって心地よい環境をつくりつつ，本人の機能に合わせた"skilled feeding"や"careful hand feeding"を行うことにより，患者が人や社会とのつながりを維持し，高いQOLを保つことにつながる。

3 終末期の褥瘡（kennedy terminal ulcers；KTU）

　認知症が臨死期に近づけば近づくほど，褥瘡の発生率は増加する傾向にある。1983年にKaren Lou Kennedyは終末期の循環不全を背景とした特徴的な褥瘡をkennedy terminal ulcers（KTU）として報告した。KTUに対しては，治癒を目的とした創傷治療とは異なるpalliative wound careが必要と考えられている[16]。

◢ ロンリネス（孤独）とコミュニケーション

認知症患者の57％は孤独を感じている[17]。認知症の緩和ケアとして，認知症患者が孤独のなかに放置されている苦痛に注目し，「最期まで一人にしない」ためコミュニケーションを重視したケアが大切になる。認知症患者は中等度の時期から失語が進行し，重度になると意味のある会話が困難となる。重度まで比較的保たれる非言語的コミュニケーションを活用したり，バリデーションやタクティールケア，ユマニチュードなどさまざまな方法を参考に，最期までコミュニケーションを継続することが重要である。

◆◆ 本人中心の視点に立った意思表明と選択の支援

認知症患者の暮らしと治療・ケアの選択においても，本人の意思と選択を基本としなければならない。「認知症の人の日常生活・社会生活における意思決定支援ガイドライン」（2018年6月厚生労働省）では，意思決定の支援活動は，できるだけ早期の段階から始め，先を見通した意思決定の支援が繰り返し行われることが重要と述べている。信頼できる家族や関係者，医療福祉専門職などからなる意思決定支援チームを構築し，本人の思いを軸に据えた意思表明と選択の支援を継続的に行うことが重要である。

認知症の進行期にあっても，本人の表明した意思は，他者を害する場合や本人に見過ごすことのできない重大な影響が生ずる場合でない限り尊重されなければならない。認知症進行期の本人の意思を汲み取るには，医療同意や意思決定に関する本人の能力を評価しつつ，心身機能を最大限高める質の高い治療とケアを提供しながら，本人のQOLと本人の隠された意思を軸にした意思決定支援をチームで行うことが大切になる。

Ⅲ
❸ 認知症患者の緩和ケア

文献

1）Xie J, Brayne C, Matthews FE：Survival times in people with dementia：Analysis from population based cohort study with 14 year follow-up. BMJ 336（7638）：258-262, 2008.
2）Larson EB, Shadlen MF, Wang L, et al：Survival after initial diagnosis of Alzheimer disease. Ann Intern Med 140（7）：501-509, 2004.
3）Kukull WA, Brenner DE, Speck CE, et al：Causes of death associated with Alzheimer disease：Variation by level of cognitive impairment before death. Am Geriatr Soc 42（7）：723-726, 1994.
4）Mitchell SL, Teno JM, Kiely DK, et al：The clinical course of advanced dementia. N Engl J Med 361（16）：1529-1538, 2009.
5）Burns A, Jacoby R, Luthert P, et al：Cause of death in Alzheimer's disease. Age Ageing 19（5）：341-344, 1990.
6）Mitchell SL, Teno JM, Kiely DK, et al：The clinical course of advanced dementia. N Engl J Med 361（16）：1529-1538, 2009.
7）Di Giulio P, Toscani F, Villani D, et al：Dying with advanced dementia in long-term care geriatric institutions：A retrospective study. J Palliat Med 11（7）：1023-1028, 2008.
8）Aminoff BZ, Adunsky A：Dying dementia patients：Too much suffering, too little palliation, Am J Hosp Palliat Care 22（5）：344-348, 2005.
9）平原佐斗司, 苛原実, 木下朋雄：非がん疾患の在宅ホスピス・緩和ケアに関する多施設共同研究.

2006年度在宅医療助成勇美記念財団研究.

10）Sanda MG Zwakhalten, Jan PH Hamers, Huda Huijer Abu-Saad, et al：Pain in elderly people with severe dementia：A systematic review of behavioural pain assessment tools. BMC Geriatr. 6：3, 2006.

11）Abbey J, Piller N, De Bellis A, et al：The abbey pain scale：A 1-minute numerical indicator for people with end-stage dementia. Int J Palliat Nurs 10（1）：6-13, 2004.

12）Fabiszewski KJ, Volicer B, Volicer L：Effect of antibiotic treatment on outcome of fevers in institutionalized Alzheimer patients. J Am Med Assoc 263（23）：3168-3172, 1990.

13）van der Steen JT, Ooms ME, Ader HJ, et al：Withholding antibiotic treatment in pneumonia patients with dementia：A quantitative observational study. Arch Int Med 162（15）：1753-1760, 2002.

14）Van Der Steen JT, Pasman HR, Ribbe MW, et al：Discomfort in dementia patients dying from pneumonia and its relief by antibiotics. Scand J Infect Dis 41（2）：143-151, 2009.

15）Palecek EJ, Teno JM, Casarett DJ, et al：Comfort Feeding Only：A proposal to bring clarity to decision‐making regarding difficulty with eating for persons with advanced dementia. J Am Geriatr Soc 58（3）：580-584, 2010.

16）Schank JE：Kennedy terminal ulcer：The "ah-ha！" moment and diagnosis. Ostomy Wound Manage 15（9）：40-44,2009.

17）ALZHEIMER'S AUSTRALIA REPORT 2016：Dementia and loneliness：Alzheimer's Australia September 2016.
（https://www.dementia.org.au/files/NATIONAL/documents/Dementia-and-Loneliness.pdf）

（平原佐斗司）

4 看取りの作法

はじめに

　人には必ず死が訪れる。そして，そのときは本人のみならず，残された人にとってつらく悲しい，大切なときとなる。そのときに，患者や家族にどのように対応するか，医師・看護師など多くの医療者が学ばなければならない。しかし，それを学ぶ機会はこれまで限られていた。医療者として，人として人の死に接するときの作法についてまとめる。

看取りとは

　看取りと死亡確認は同義語ではない。死亡確認は心停止，呼吸停止，瞳孔散大などの徴候の確認により，人の死亡を確認することである。死亡宣告を行い，死亡時刻を告げ，死亡診断書を記載する。一方，看取りとは，それらの行為のみではなく，それにともなうプロセス全体を指す。

　看取りの定義に定まったものはないが，全国国民健康保険診療施設協議会では，看取りを次のように定義している。『人生の終末を迎える際，人は終末期を過ごす場所及び行われる医療等について自由に選択できる環境が必要である。（当院では，）終末期にある患者に対し，患者本人（以下，本人）の意思と権利を最大限に尊重し，本人の尊厳を保つと共に，安らかな死を迎えるための終末期にふさわしい最善の医療，看護，介護，リハビリテーション等を行う。なお，これら の一連の過程を「看取り」と定義するものとする。』

　実際には，患者本人のみならず，家族や患者の大切な人たちへのケア，配慮も重要であり，それらについても触れていく。

◆ 死

1 死とは何か

　人の死を看取るとき，死について考えざるを得ない。死をどのようにとらえるかによって，看取るときの心構えも異なってくる。死は，決して生物学的な生命活動の停止を意味するだけでない。

　「生命」の死には，脳死，心臓死，細胞死などの状態がある。一方，人生としての「いのち」の死には，交わりの消失，ぬくもりの消失，思い出の消失などが伴う。患者の一人の人間としての物語が，そこで途絶えてしまう。

　これらに伴う悲しみや苦しみをもつ人に向き合い，看取るのである。

表Ⅲ-4　死に影響を及ぼす因子

死に場所	病院，施設，在宅，不慮の死など
死に逝く人	大切な人，他人，高齢者，がん患者，認知症患者，小児など
死の過程	突然の死，穏やかな死，不慮の死，理不尽な死
看取る人	医療者（やりがい，不全感，敗北感，チームで共有できる理念など） 介護者（やり遂げた感，後悔など）
文化	国，地域，宗教など

2 自分にとっての死とは

　死後の世界をどのように考えるかによって，看取る際に生じる感情や思いは異なるであろう。天国や極楽，あの世，輪廻，無など，死後の世界に関する自分なりの考えをもつことで，死に向き合いやすくなる。

3 死に影響を及ぼすもの

　同じ死は存在しない。一人ひとり異なる死を迎える。どのような死を迎えるのかによっても看取りは異なるため，死に影響を与える因子を**表Ⅲ-4**にまとめる。これらが複雑に影響し合いながら，人は死を迎える。看取る医療者はそれらを意識して対応する必要がある。

4 看取るときの思い

　死に面して生じる自分の感情や思いをそのまま認めることが重要である。良いも悪いもない。実際の死亡確認の前に，表Ⅲ-4の状況を少しでも把握することが重要である。何も情報がない場合，戸惑いが大きくなる。

　医師が当直で呼ばれ，備えをすることなく死亡確認を行うと，患者・家族を知らず，経過もわからず，戸惑いと不安を感じやすい。これらの経験が積み重なると，「こんなに夜遅くに…」「寝てないのに…」「なんで自分が…」などネガティブな感情が生じ，この感情が患者・家族に伝わる場合もある。

　ある程度の備えをしてから死亡確認を行うと，患者・家族に対して，「お疲れさま」「よくがんばられましたね」「大変でしたね」などの思いと言葉が自然と出るようになる。患者・家族のためのみならず，看取る者自身の心の負担の軽減にもつながる。

死を前提に話すことについて

　看取りに先立ち，患者や家族と備えをするために，患者の死を前提として話さなければな

らないことがある。しかし，それらのことは一般的には「縁起でもない」「不謹慎な」などと思われがちである。一方，死を意識している患者が，医療者や家族と死を前提とした話をしたくても，周囲の者がそのような考えでは話し合うことはできない。患者の気がかりを探りつつ，死を前提とした話を患者が望む場合は，「そんなことは心配しないで」と安易に励ましたり，「縁起でもない」と否定したりせず，その思いを真摯に受け止め，対応することが望まれる。

　具体的には，予後，死ぬまでの経過，症状，苦痛やそれらへの対応，死を前提としたこれからの過ごし方，残していく家族や大切な人の今後，死後の世界のことなどが話題となる。

　また，看取る者から看取られる者へ次のことを伝えておきたい。

①苦痛緩和の保証

②一人にしないこと

　話の内容にもよるが，会話の最後に，これらの大切なことを語り合えたことについて，感謝の気持ちを表したい。

◆◆ 事前に心がけている患者・家族への配慮

死亡確認に至る前に，医療者として心がけるべき患者や家族に対する配慮がある。

■ コミュニケーション

病状認識の確認や思いへの傾聴が必要である。不安や気がかり，意向や希望に耳を傾ける。

①家族にできることを説明する。いつものように声をかけ，接すること，口腔ケアやマッサージ，手をさするだけでも思いは伝わることなどである

②家族が患者のそばにいるだけでも患者は安心していることも伝える

③患者の意識が低下している場合，患者は苦痛を感じていない可能性が高いこと，聴覚は保たれていることなどを伝える

④必要に応じて，DNAR（do not attempt resuscitate）の再確認や看取り体制の説明などを行うことで，家族の不安は軽減する

■ 付き添い療養環境への配慮

　家族・介護者が患者のそばにいることができるような環境整備を心がける。また，看取りの場に相応しい雰囲気づくりも大切である。

◆◆ 死亡確認

■ 基本的な流れ

　これらの備え，心構えを踏まて，死亡確認の具体的な流れは，以下のようになる。

Ⅲ
◆
看取りの作法

①まずは，身なりを整える

②もし可能であれば，死亡確認までに数度診察などを行い，患者・家族に声をかけることが望ましい

③呼吸停止がみられた時点で，一度訪室し，向かっている家族の有無や家族の受け入れ状況などから適切な看取りのタイミングを判断する

④家族の到着時など，看取りにほどよいときに改めて訪室し，死の三微候を確認し，名前，死亡時刻を伝える

⑤その際，前述の「事前に心がけている患者・家族への配慮」に留意する

⑥看取り後，十分なお別れの時間を家族にとってもらうようにする

⑦家族の気持ちが少し落ち着いたころを見計らい，死亡診断書に必要事項を記入し，渡す

⑧死亡確認に関するカルテ記入を行う

⑨できれば，退院時に見送りも行う

2 死亡確認の言葉や行動

それぞれの場面での具体的な言葉がけの一例について以下に記すので，参考にしてほしい。

①向かっている人がいないか再確認

②皆が十分声をかけてあげられたかどうかを尋ねる。「どなたか，向かっておられる方はいらっしゃいませんか?」

③「どうぞ，そばにいてあげてください」と声をかける

④「よくがんばりましたね」と患者に声をかける

⑤「では，確認させていただきます」と声をかける

⑥「呼吸はできなくなっておられるようです。では，胸の音を聴かせていただきます」

⑦「残念ながら，呼吸や心臓の音は聴き取れないですね」

⑧「では，目の光への反応を診させていただきます」

⑨「残念ですが，光への反応もみられないようです」

⑩「よくがんばられましたが，○○さま，息を引き取られました」

⑪「死亡時刻は○時○分になります」

⑫「しばらくご家族だけにしますから，十分お別れしてあげてください。十分お別れできましたら，このナースコールでスタッフをお呼びください。お身体を整えさせていただきます」

⑬「では，失礼します」

⑭その後，死亡診断書を作成する

⑮ナースコールが鳴り，患者の身体を整えている間に死亡診断書の確認をしてもらい，渡す。その際，死亡診断書の名前が戸籍と同じ字になっているかを必ず確認する

⑯可能であれば，退院されるときにお見送りする

臨終前後の望ましいケア

臨終前後の望ましいケアについて，まとめる[1]。

1 苦痛緩和への配慮

①患者の苦痛がないことを絶えず気にかける

②患者の安楽を促進し，現在の苦痛がないことを保証する。そして，苦痛なく亡くなることを保証する

③目が開いたままに見えることは，苦痛ではない

④呼吸とともに声がもれることは，苦痛ではない

⑤呼吸とともにあごが動いたり，喉でゴロゴロと音がすることは，苦痛ではない

⑥亡くなる前にもがき苦しむようなことは通常なく，苦痛を感じない状態で最期を迎えられる

⑦負担の少ない方法で，楽な姿勢がとれるよう工夫する

⑧衣服の乱れや髪を整える。口の中をきれいにするなど，患者の身だしなみに気を配る

2 患者のそばに家族がいられるように配慮する

①部屋の温度や明るさなど，心地よくいられる環境にする

②ベッド柵や医療機器がじゃまになったり，座るところがなかったりで，家族が患者のすぐそばにいられないことがないようにする

③医師や看護師が患者の周りを取り囲んでいて，家族が一番近くにいられないということがないようにする

3 患者への接し方やケアの仕方をコーチする

①どんなふうに患者にしてあげたらよいかを具体的に教えたり，一緒に行ったりする

②家族の行う患者への対応が，うまくできていることを伝える

③患者と家族が共に過ごした日々を振り返るきっかけをつくる

④最期のときに居あわせたい人や，誰にいつごろ連絡したらよいかを相談する

4 患者の聴覚が保たれていることを保証する

①意識がないときも，以前と同じように声をかけて接する

②意識がないように見えても，患者は声を聞いて，家族がいることはわかる

5 予測される経過や時間を説明する

①病状の変化には，個人差や幅があること

②容態が急に変わる可能性があること

③大体の予測される変化や残された時間（こういう変化があればこういうふうになる，など）

6 看取りの場にふさわしい雰囲気づくり

①プライバシーの保たれる静かで穏やかな環境

②モニターなどがあるときは，部屋の外に出す

7 家族の労をねぎらう

- 「がんばられましたね」などのねぎらいの言葉をかける

8 医療者の思慮のない会話を避ける

①患者のそばで，患者に聞かれたくない会話をしない

患者に聞かれたくないこと（残された時間や亡くなった後のことなど）を，部屋の中で話さない。

②あわただしく説明しない

家族の心の準備ができていないのに，亡くなった後のことを次々と相談しない。

③過度な警告をしない

「何が起こるかわからないので，患者のそばから絶対に離れないでください」などと言わない。

④病室の外から医師や看護師の声が聞こえて不快なことがないように気をつける

9 各種連絡に配慮する

①看取りに立ち会いたい人と，その連絡方法を，前もって確認

②かかわっていた医療者への連絡

在宅医，紹介元の病院・医院，前の診療科の医師，訪問看護師，前の病棟のスタッフなどへ，患者に死が迫っていることを連絡する。

10 家族が十分悲嘆できる時間を確保する

- 家族だけでお別れしたり，悲しい気持ちを十分に表出したりする時間を確保する

11 死後の処置や接し方に配慮する

①化粧や服など，生前の患者らしい姿に整えることに配慮する

②清拭や着替えのときも，生前と同じように患者に声をかけ，大切な人として接する

③看護師と一緒に，患者の清拭や着替えを行うか，家族の意向を尋ねる

患者の宗教・信仰を尊重する

- 患者・家族が希望する宗教的な儀礼（牧師や僧侶が立ち合うなど）を尊重する

 ## 遺族の支えとなる方法

大切な人を亡くした人の悲しみはとても深く，つらいものである。最後に，そのような遺族の支えとなる方法についてまとめる[2]。

①そばにいる

②共感的に傾聴する

③亡くなった人についての話を促す

④感情を表出してもよいことを伝える

⑤経験していることや感情は正常なことであることを保証する

⑥日常生活や身の回りのことに向き合うように促す

おわりに

看取りには，ある程度の作法はあるものの，一人ひとり異なる看取りが求められる。これまで述べてきたことを心にとめ，つらく，悲しいなかにある患者と家族の看取りにあたっていくとよいと考える。

> **文　献**

1) Shinjo T, Morita T, Hirai K, et al : Care for imminently dying cancer patients : family members' experiences and recommendations. J Clin Oncol 28（1）: 142-148, 2010.
2) Watson M, Lucas C, Hoy A, et al : Oxford handbook of palliative care. Oxford University Press, Oxford, 2009, p956.

（林　章敏）

Ⅲ
❹
看取りの作法

参考となる図書・資料

日本緩和医療学会・編：専門家をめざす人のための緩和医療学.
改訂第2版, 南江堂, 東京, 2019.

佐藤一樹, 志真泰夫：緩和ケア病棟のこの10年. ホスピス・緩和ケア白書2018.
青海社, 東京, 2018, pp48-51.

大学病院の緩和ケアを考える会・編著：臨床緩和ケア.
第3版, 青海社, 東京, 2013.

日本がん看護学会・監, 国立がん研究センター東病院看護部・編：患者の感
情表出を促すNURSEを用いたコミュニケーションスキル（がん看護実践ガイド）.
医学書院, 東京, 2015.

森田達也, 白土明美：死亡直前と看取りのエビデンス.
医学書院, 東京, 2015.

宮下光令, 林ゑり子・編：看取りケア プラクティス×エビデンス；今日から活か
せる72のエッセンス.
南江堂, 東京, 2018.

安部能成・編著：終末期リハビリテーションの臨床アプローチ.
メジカルビュー, 東京, 2016.

平原佐斗司, 茅根義和・編著：チャレンジ！ 在宅がん緩和ケア（在宅医療の
技とこころ）.
第2版, 南山堂, 東京, 2013.

高橋昭彦, 村井邦彦・著：こうすればうまくいく在宅緩和ケアハンドブック.
改訂2版, 中外医学社, 東京, 2012.

市橋亮一，紅谷浩之，竹之内盛志・編著：在宅医ココキン帖.
へるす出版, 東京, 2019.

国立がん研究センターがん対策情報センター・編著：患者必携 がんになった
ら手にとるガイド 普及新版.
学研メディカル秀潤社, 東京, 2013.

前野宏・編著：教えて在宅緩和ケア；がんになっても家族で過ごすために.
北海道新聞社, 札幌, 2014.

日本ホスピス緩和ケア協会・編・監：ホスピスってなあに？；困っているあなたの
ために.
第9版, NHK厚生文化事業団, 東京, 2004.
（https://www.hpcj.org/uses/booklet.pdf）

日本ホスピス緩和ケア協会：ホスピス緩和ケアQ＆A；緩和ケア病棟について.
（https://www.hpcj.org/uses/q_and_a.html）

厚生労働省医薬・生活局監視指導・麻薬対策課：医療用麻薬適正使用ガイ
ダンス；がん疼痛及び慢性疼痛治療における医療用麻薬の使用と管理のガイ
ダンス.
2017.

WHO Guidelines for the pharmacological and radiotherapeutic
management of cancer pain in adults and adolescents. World Health
Organization
（https://www.who.int/ncds/management/palliative-care/cancer-pain-guidelines/
en/）

索 引

《制作スタッフ》
カバー・表紙デザイン　mio
本文デザイン・DTP　　mio
イラスト　　　　　　　大弓千賀子

物語で学ぶ緩和ケア
みんなでめざすチーム医療

定価(本体価格 2,200 円＋税)

2021 年 6 月 10 日　第 1 版第 1 刷発行

編　著　　大学病院の緩和ケアを考える会 教育部会
発行者　　佐藤　枢
発行所　　株式会社　へるす出版
　　　　　〒164-0001　東京都中野区中野 2-2-3
　　　　　☎(03) 3384-8035〈販売〉
　　　　　　(03) 3384-8155〈編集〉
　　　　　振替 00180-7-175971
　　　　　http://www.herusu-shuppan.co.jp
印刷所　　三報社印刷株式会社